コロナ「留め置き死」

医療を
受けられなかった
人たち

横山壽一・井上ひろみ・中村暁・松本隆浩 [編]

旬報社

あらためて問われなければならないコロナ「留め置き死」の実態と要因

横山壽一
（佛教大学客員教授・金沢大学名誉教授）

1.「やむをえなかった」では済まされない

　2020年の年明けから始まった新型コロナウイルス感染症の拡大は、3年にわたってパンデミックを繰り返し、多くの生命を奪った。政府は、2023年に入って感染がやや下火になったことから、2023年5月8日をもってこれまでの「新型インフルエンザ等感染症（2類相当）」から「5類感染症」へ引き下げることを決め、感染対策を大きく縮小した。これ以降、感染者数の把握と公表も「全数把握」から全国5000の医療機関からの報告による「定点観測」に変更され、感染状況が見えにくくなった。感染状況は、たしかにこれまでのパンデミックのような広がりは見せていないものの、決して収束しているわけではなく、増減を繰り返しながら推移しており、感染して重症化する人もなお出現している。また、後遺症に悩む人、予防ワクチンの副作用に苦しむ人なども続いており、けっして過ぎ去った過去の出来事として扱うわけにはいかない。しかし、政府はこれらの問題に目を向け、国民の生命と健康を守るために努力を行っているとは到底思えない。

　さらに問題なのは、3年余りの感染拡大のなかで、必要な医療を受けられないでいのちを落してしまった人が多数いることが確認されているにもかかわらず、そのことを検証して次に生かそうとする姿勢が全く見られないことである。岸田首相は、新型コロナウイルス感染症へのこれまでの政府の取り組みを検証・評価し、課題を明らかにするためとして、2022年5月に「新型コロナウイルス感染症に対応する有識者会議」を設置し、「有識者会議」は6月15日に報告書「新型コロナウイルス感染症へのこれまでの取組を踏まえた感染症危機に向けた中長期的な課題について」を取りまとめた。これが政府の行った唯一の「検証」である。し

かし、この検証は、「極めて不十分で、客観的・科学的な分析・検証したものになっていない。」[1]何より、これまでの取組が2022年5月までしか対象とされておらず、その後に最大の死者を出した第7波とそれに次ぐ第8波の検討は全く行われていない。しかも、対象であった第6波で死者が急増したにもかかわらず、日本は「コロナ禍にあって死亡者全体を増やさなかった」[2]と結論付け、死者の急増を全く無視したまとめを行っている。この時期の医療提供体制についても、問題は全く指摘されていない。[3]そして、この報告書をもとに導き出された今後の対応策が「5類移行」である。第7波を含めたその後の対応について、あらためて検証する動きは全く見られない。

　政府の新型コロナへの対応には、「有識者会議」報告書に示されているように、多数の死者を出したことを重く受け止め、同じ惨事を繰り返さないためにその現実と向き合って客観的かつ科学的な検証を行い、教訓を導き出すという真摯な姿勢はない。政府のこうした姿勢は都道府県にも影響を与えており、多数の死者を出したことについて独自に検証を行おうとする自治体は全くない[4]。

　しかし、コロナ感染で家族を亡くした人、とりわけ入院が認められず必要な医療を受けないまま家族を亡くした人は、感染拡大が続くもとでは「やむをえなかったのでは」という気持ちの半面、なぜ入院ができなかったのか、なぜ必要な医療を受けられなかっ

＊1　塩見正「新型コロナ対策有識者会議報告書と「次の感染症危機に備えるための具体策」の問題点」『国民医療』2023年夏号（No.359）、71ページ。

＊2　新型コロナウイルス感染症に対応する有識者会議「新型コロナウイルス感染症へのこれまでの取組を踏まえた感染症危機に向けた中長期的な課題について」2022年6月15日、3ページ。

＊3　同上の「有識者報告書」の「別添・新型コロナウイルス感染症対応について」参照。

＊4　いくつかの都道府県及び市町村ではコロナ対応の検証が行われているが、行政対応を列挙するだけのものがほとんどで、死亡事例の検証は全く行われていない。

たのか、今なお納得できないでいる。そうしたやり切れない気持ちを持つ多くの人に、「コロナ禍だからやむをえなかった」という一言で済ませていいのだろうか。

　それは断じて認められない。なぜなら、新型コロナの感染拡大は、確かにこれまで経験したことがない事態ではあったが、その理由だけで済ますわけにはいかない深刻な問題が起きていたからである。そもそも感染症法は、「患者等の人権を尊重しつつ、これらの者に対する良質かつ適切な医療の提供を確保し、感染症に迅速かつ適確に対応することが求められている」としている。それにも関わらず、感染しても医療さえ提供されないケースが多発した。人権侵害である。しかも、患者を診た医師は入院が必要だと判断したにもかかわらず入院が認められなかったケース、入院可否の判断が患者を診ていない医師によって行われたケース、入院の可否に感染症状以外の基準が用いられていたケース、高齢者であることを理由に入院が認められなかった可能性のあるケースなど、コロナ感染症対応方針からの逸脱、医療倫理からの逸脱、いのちの選別が疑われる行為が確認されている。これらを「経験したことがない事態」だったからといって看過することはできない。

　さらに言えば、全国で直面した「病床ひっ迫」は突然生じたわけではない。医療機関は、1980年代以降、医療費抑制政策のもとで病床の削減・機能再編を求め続けられ、そのうえ医師・看護師も抑制されて慢性的な不足に悩まされてきた。「病床ひっ迫」の要因として、医療費抑制政策一辺倒の医療政策がもたらした影響を問わないわけにはいかない。

　厚生労働省は、ことあるごとに「すべての人が、いつでも、どこでも、必要な医療を受けられる国民皆保険を堅持する」と説明してきた。その国民皆保険の下で、必要な医療を受けられないで

命を落とした人が多数生じたことは、あらためて国民皆保険のあり方を根本から問い直す必要を提起している。だからこそ、「やむを得なかった」で済ますわけにはいかない。

2.「医療ひっ迫」はなぜ起きたか
──問われる医療費抑制政策

　必要な医療を受けられないで亡くなる人を生み出した事態は、偶然あるいは突然に起きたことではなく、この30年余り間に生じてきた医療における重大な変化と深く関わっている。政府の検証作業において完全に欠落しているのはこの点である。

　自然災害や感染症によって、短期間のうちに医療ニーズが急激に拡大することは避けられないが、ある程度は予測することもそれにも備えることも可能である。幾度か経験してきた大震災や自然災害の教訓の一つは、非常時における医療対応の水準は日常における医療の水準と備えによって大きく左右されるということである。日常の医療において人も施設も設備も高い水準が維持され、かつ非常時にも対応しうる体制が整備されていれば、医療ニーズの急増にもかなりの程度対応することが可能である。逆に、日常の医療がゆとりのない最低限ギリギリの水準で備えもない状態であれば、医療ニーズの急増に対応することはできない。医療におけるゆとりや備えは、無駄で非効率な対応に見えるが、自然や社会変化など人間を取り巻く環境が不確定である以上、そのことでいのちや健康を守ることができるのであれば、けっして無駄でも非効率でもなく、むしろ必要不可欠で率先して実行すべきことである。

　ところが、政府は1980年代以降、医療費抑制を最優先する方針を掲げて病床の削減、医師・看護師抑制などを進めてきた。効率的な医療提供体制を求める医療政策は、病床削減・再編につい

て、医療法改正による地域医療計画の策定と必要病床数（後に基準病床数）の設定（1985年）、特定機能病院と療養型病床群の制度化（1992年）、その他の病床の一般病床と療養病床への区分（2000年）、医療介護総合確保法による地域医療構想（2025年の必要な病床量と機能分化、2014年）、医師削減については医師削減の閣議決定（1982年、1997年）、医師需給推計にもとづく抑制などを進めた。

　その影響を強く受けてきたひとつが、公立・公的医療機関であり、感染症対応であった。公立・公的医療機関は、2007年公立病院改革ガイドライン、2015年新公立病院改革ガイドライン、2017年公的医療機関等2025プラン、2022年公立病院経営強化プランなどにもとづく経営効率を高める改革を繰り返し求められ、経営形態の見直し、病院機能・病床の見直し、運営コストの削減と財政の健全化などを迫られてきた。2020年には地域医療構想に対する取り組みの「再検証」を424の病院が名指しで求められ、さらなる再編・削減を迫られてきた。

　公立・公的医療機関は、地域医療を担う存在であると同時に、感染症対応でも中心的な役割を果たし感染症指定病院・感染症指定病床の多くを担ってきた。感染症指定病院に占める「公立・公的病院」の割合は94％（2019年9月現在）[*5]、ほぼ公立・公的病院によって担われていると言ってよい。その公立・公的病院に対して、政府は先に挙げた経営効率を求める改革を迫り、医療がひっ迫するコロナ禍にさえ地域医療構想での「再検証」を求めることさえ行ってきた。この結果、2009年から2018年の10年間で78施設減少、病床は2万1052床減少した。公的医療機関も、同じ

＊5　長尾実「公立・公的医療機関再編と感染症医療提供体制」『国民医療』2020年春号、№346号、49ページ。

期間に89施設減少、病床は619床減少した[*6]。

　この公立・公的医療機関の再編・削減と並行して進められてきたのが、感染症対応の見直し・縮小である。旧「伝染病」指定病床は1998年には9060床あったが、2019年4月には1859床（１種・２種）まで7000床以上削減された。感染症対応は公衆衛生行政の重要な役割の一つであるが、その公衆衛生行政を担う保健所も、この時期に大幅な縮小を余儀なくされた。1992年に852カ所あった保健所は、2019年には475カ所へと45％も減少した。さらに感染症対応の中核機関である国立感染症研究所、地方で検査等を担う地方衛生研究所は、予算も研究費も人員も削減が続き対応能力は後退した。

　公立・公的医療機関・そこが担う感染症病床・感染症の第一線で対応を担う保健所のいずれもが大きく縮小するなかで、新型コロナウイルスの感染拡大に直面した。感染症対応の限界は、直ちに露わになり、検査の限定、病床のひっ迫、入院できない感染者の増大と宿泊療養施設、さらには自宅での療養者が急増した。感染症指定医療機関での受入がすぐさま限界に達したことから、都道府県は感染症指定医療機関以外の医療機関に呼びかけ、病床確保に動いた。しかし、医療費抑制策が進める医療提供体制の効率化・縮小により、公立・公的医療機関だけでなく、全体として病院数・病床とも大幅に減少（2009年から10年間で病院数367減、病床は５万5000床減）、医師・看護師も慢性的不足が続き、病床にゆとりがなく多くの医師・看護師の配置が必要なコロナ病床の確保には限界があった。そのため、厚生労働省は感染者の入院調整を早い段階から認め、あわせて宿泊療養、自宅療養を認める対応へと舵を切った。

　新型コロナウイルスは、時期によって症状や感染力なども変化

＊6　厚生労働省『医療施設調査・病院報告』各年版

しているため、感染対策や入院対応も変化していくことは当然であるが、どのような状況であれ、「患者等の人権を尊重しつつ、これらの者に対する良質かつ適切な医療の提供を確保し、感染症に迅速かつ適確に対応する」原則を踏み外していいはずがない。しかし、縮小が続いた医療提供体制と感染症対応のもとでは、「良質かつ適切な医療の提供を確保」することに限界が生じてこざるを得ないことはいわば必然であった。このことが、必要な医療を受けることができないまま多くの人が亡くなる事態をもたらした重要な要因である。

3. 必要な医療を受けられないで亡くなる人がなぜ生じたのか──いのちの選別をめぐる検証の必要

　医療提供体制と感染症対応の限界は、感染者に対する入院治療を困難にした。そのことが、コロナ感染者への医療に異変をもたらすことになった。都道府県平均で50床にも満たない感染症指定病床での入院受け入れはすぐに限界に達し、都道府県はその他の医療機関に病床確保を依頼し対応を行ったが、感染者全員の入院は実現せず、入院治療が必要だと医師が診断した感染者の入院も叶わない状況が相次いだ。その背景には、厚生労働省が2020年3月に出した症状のない者・軽症者は自宅での安静・療養を原則とするとする通知がある*7。ただし、この通知では「高齢者や基礎疾患を有する者等への家庭内感染のおそれがある場合には、入院措置を行うものとする」とした。同年4月の通知では、国が示す条件に該当しない感染者は宿泊施設での療養を認めるとしたうえで、軽症者で重症化の可能性が高くない場合でも同居者に高齢者がいる場合は入院措置を行うとしたが、それらの対応をした

＊7　「地域で新型コロナウイルス感染症の患者が増加した場合の各対策（サーベイランス、感染拡大防止策、医療提供体制）の移行について」（2020年3月1日付け事務連絡）。

うえでなお入院医療に支障をきたす場合は、宿泊療養に加えて自宅療養を行うことも認めた[*8]。そして、感染拡大で医療がひっ迫するなかで、入院治療は重症者および重症化の恐れのある者へと明確にシフトしていった。それでも、「高齢者、呼吸器疾患等の基礎疾患があるなど重症化リスクのある者」、「症状等を総合的に勘案して医師が入院させる必要があると認める者」は入院対象とした。ただし、それらに加えて「都道府県知事がまん延防止のために入院させる必要があると認める者」としたことから、都道府県による対応の違いが生まれた。

　こうして感染者は入院治療が原則とされた感染症の対応は、「入院調整」によって、実質的な感染者の選別が一般化した。もっとも本来の「入院調整」は、入院可否の判断ではなく、あくまで入院を前提とした入院先の調整である。しかし、「入院調整」の名の下で、そこから逸脱して入院可否の判断を行えば、それは感染者の選別、もっといえば「いのちの選別」である。その逸脱が行われたことが疑われるということである。厚生労働省は、上記の外にも多くの「入院調整」に関する通知を発出してきた。高齢者、基礎疾患のある感染者は入院治療とする原則自体は変更していないものの、これらが実際の対応で例外をつくりだす余地を広げた。

　この「入院調整」は、本来は保健所の業務として位置づけられていたが、保健所業務がひっ迫するなかで、この業務は各都道府県が設置する別途の入院調整機関（入院医療コントロールセンター、入院調整センター等、名称は様々）の手へと移っていった。しかも、国の基準以外に都道府県知事の判断で入院が必要と認める者を決定できることとされ、入院調整が裁量的に行われる余地をもたらした。ただし、その裁量は、国が入院措置を行う対象と

[*8]　「新型コロナウイルス感染症の軽症者等に係る宿泊療養及び自宅療養の対象並びに自治体における対応に向けた準備について」（2020年4月2日付け事務連絡）。

した者以外に対してである。しかし、その裁量が入院措置全体に拡大していった可能性がある。つまり、医師によって入院治療が必要だと診断された者に対しても、都道府県が独自に設けた基準（例えばSpO$_2$、DNAR、ACP等）で入院可否が判断されていた可能性がある。

その疑いを端的に示すのが、高齢者施設に入居していた高齢者が入院を認められなかった事例である。感染した高齢者は入院措置の対象であることは先に触れたとおりだが、第1章で紹介されている調査結果が示すように、入院が認められなかった感染した高齢者が数多く見られた。しかも、そのなかには、都道府県の入院調整機関が、独自の基準で入院の可否を判断したことが疑われる事例がある、つまり「入院調整」から逸脱した「いのちの選別」が行われた可能性がある。しかも入院不可とされた事例は、高齢者施設だけでなく、障害者施設、精神病院、さらには宿泊療養、自宅療養にも認められる。それらをすべて同様に扱うことはできないが、医師の診断にもかかわらず入院が認められず、必要な医療を受けることができなかった点では共通している。しかも、そのなかで、多くの死者が出たことは、さらに重大である[*9]。

新型コロナウイルスの感染拡大による医療ひっ迫を理由に、必要な医療が受けられないまま亡くなった人が生じたことは、「やむを得なかった」では済まされない。ましてや、医療ひっ迫を理由に「いのちの選別」を正当化するようなことは断じて許されない。必要な医療を受けることができなかったのはなぜなのか、医師が入院の必要性を認めた人が入院を許されなかったのはなぜな

*9　厚生労働省は、2020年11月22日の同様の事務連絡で「病床確保や都道府県全体の入院調整に最大限努力したうえで、なお、病床がひっ迫する場合には、入院勧告等ができるとしている者のうち、医師が入院の必要がないと判断し、かつ、宿泊療養施設（適切な場合は自宅療養）において丁寧な健康観察を行うことができる場合には、そのような取扱として差し支えないこと」とした。この弾力化方針自体も問題だが、それでも医師の判断に基づくこととしている点は当然ではあるが重要である。

のか、そこに「いのちの選別」はなかったのか[*10]、これらの問い
に答える検証作業抜きに、今後のコロナ対応は語れない。同時に、
この検証作業は、皆保険体制のあり方、さらには日本の医療のあ
り方を根本的に問う重要な意味を持つ。憲法第25条を根拠に、
すべての人が、いつでも、どこでも、必要な医療を受けることが
できるとした皆保険体制のもとで、必要な医療が受けられない自
体を生み出したことは、生命権・健康権の重大な侵害であり、高
齢者・障害者・精神病院等の利用者がその対象にされたことは、
憲法14条が定める法の下に平等に反する[*11]。このことの根本的
な反省のないまま、「皆保険は堅持している」と言い続けること
は許されない。

4. 本書の意図と構成

　本書は、以上の問題意識に基づいて、新型コロナウイルスの感
染拡大のもとで生じた必要な医療を受けられないまま亡くなった
事例を取り上げ、実態と問題の本質の解明、そして医療の課題に
ついて検討したものである。
　コロナ禍で必要な医療を受けられないまま亡くなった人の実態
は、政府や自治体がその把握に取り組もうとしないため、いまだ
に正確には把握できない状況だが、大きくは、福祉施設など入所・
入院施設で起きた事例と、宿泊療養・自宅療養で起きた事例に分
けることができる。後者は「在宅死」あるいは「自宅放置死」と

---

*10　コロナ禍で、高齢者・障害者等の「救命」を「延命」とみなし、延命治療を無益
な治療とみなして実施を控える「反延命主義」が広がったとする指摘は少なくない。小松美
彦・市野川容孝・堀江宗正編著『＜反延命＞主義の時代』（現代書房、2021年）、児
玉真美『安楽死が合法の国で起こっていること』（ちくま新書、2023年）など。

*11　国連は、コロナ禍に対して一貫して人権保障に基づく対応を提起し続けてきた。詳
しくは、鈴木静「高齢者の人権と国際連合の動き－コロナ危機にこそ人権保障アプローチの
徹底を」『賃金と社会保障』1764号（2020年10月下旬号）参照。

して取り上げられてきた*¹²。本書は、「在宅死」に重大な関心を持ちつつも、施設での問題とは同じ扱いはできないと判断し、ひとまず施設での死亡事例を対象として検討を行った。そして施設で必要な医療が受けられないで死亡したことを「留め置き死」と捉えて分析した。

　ここで、「放置死」と「留め置き死」の関係について整理しておきたい。「放置死」とは、コロナに罹患した患者が医療にアクセスできず、生命を落とした事例を指す。確認できる限り、それが京都府で初めて報じられたのは第3波に80代独居女性が入院を6日間待つ間に重症化し肺炎で亡くなったケースである。その後、第4波の5月5日には入院希望するも「基準にあてはまらない」と自宅療養とされた20代男性の死亡事例も報じられた。また後に府が賠償責任を認めた宿泊療養施設での死亡事例も同時期に発生している。コロナ禍において国民皆保険制度は十全に機能しなかった。これは歴代政権が感染症を軽視し、医療費抑制策を進め医療従事者や病床数の余力を削ぎ続けた結果であり、コロナでなければ当然アクセスできた医療にたどりつけない事態が発生したものと考える。

　一方「留め置き死」とは、コロナに罹患した高齢・障害の社会福祉施設入所者が重症化し、生命の危機にあっても入院できず（させてもらえず）施設療養を余儀なくされ、結果生命を落とした事態を指す。本書のテーマである「留め置き死」は「放置死」に含まれると考えるがそれはより特異なものである。なぜなら「放置死」の多くは医療機関や保健所のひっ迫によって直接引き起こされたであると考えられるのに対し、「留め置き死」はそれらを背景としつつも、人為的な関与の下に引き起こされたものである疑いが拭えないからである。

＊12　すでに「自宅放置死遺族の会」が結成され、実態解明を求めて活動を続けている。

本書は、京都で医療・介護・障害福祉に関わる活動に従事するメンバーによって、基本的には京都の事例を取り上げて検討を行っている。なぜ京都なのか。それにはそれなりの理由がある。京都では、新型コロナ感染拡大による相次ぐ医療ひっ迫のもとで、十分な医療を受けられないで亡くなっていく人たちがいることを早くから重大な問題であると捉え、医療・介護・障害福祉に関わる人たちが京都社会保障推進協議会を中心に議論を重ねる一方、京都府保険医協会による施設を対象とした「留め置き」実態調査、社会福祉法人七野会の井上ひろみさんが事務局長を担う「21世紀・老人福祉の向上をめざす施設連絡会」（以下「21・老福連」）による「留め置き」全国調査が行われるなど、「留め置き」問題の実態を把握する取り組みが進められてきた。これらを踏まえて、2022年6月には「高齢者・障害者施設におけるコロナ患者留め置き問題を考えるミーティング」、2023年6月には「コロナ「放置死」を考える」シンポジウムを開催し問題提起を行ってきた。コロナ禍での死亡事例を取り上げ、実態解明を求める動きはいくつか存在するものの、関係者が幅広く集い、組織的にこの問題を共有し分析する取り組みは他地域ではほとんど見られない。京都では、コロナ以前から社会保障制度や医療保険制度の制度改正等について、人権保障を求める立場に立って幅広い討論と運動が取り組まれてきた。今回の出版も、そうした長年の取り組みの成果があってこそ具体化できたものと考えている。

　本書で取り上げた事例は、もっぱら京都での事例であるが、同様のことが全国いたる所で起きていたことを、なお限られた情報に基づくものではあるが確信している。我々は、「留め置き死」、「自宅死」の問題を京都だけにとどめず、全国各地で検証作業を展開していくことで、コロナ禍での皆保険のあり方、感染症対応のあり方を問う動きへと広げていくことが必要であると考えており、

本書がその契機になればと願っている。

　以下、本書の編成と各章の内容を簡単に紹介して本書の全体像を示しておきたい。第1章は、本書のベースとなっている「留め置き死」の実態を、21・老福連と京都府保険医協会の実態調査で明らかにしている。同時に、それぞれの調査結果から見えてくることを示し、「留め置き死」をもたらした要因と問題を浮き彫りにしている。第2章は、この実態を受けて本書がもっとも重視する「入院調整」の名のもとで行われた「入院可否判断」問題を、京都府入院医療コントロールセンターの対応を通して分析し、「留め置き死」が人為的関与の下に生じたことを明らかにするとともに、この問題が浮き彫りにした医療分野における「いのちの選別」の広がりに警鐘を鳴らしている。第3章は、入所・入院施設における「留め置き」の実態を、老人保健施設、障害者施設、精神病院を対象に取り上げ、コロナ禍だけでない根深い差別の存在を指摘している。第4章は、コロナ患者を受け入れてきた医療機関の経験とそこから見出される高齢者医療のあり方、そしてコロナ禍で問われた「トリアージ」と年齢による差別（エイジズム）について、原則的見地を提起している。第5章は、医療機関とともにコロナ対応の最前線に立った保健所・保健師の当時の実態とその苦悩、同時にそこで問われた医療と公衆衛生とのあり方を提起している。第6章は、コロナ禍で対応を迫られた京都府・京都市の動きを追い、リアルな実態を明らかにするとともに、コロナ禍で何が問われたのか、取材に当たった記者の目から明らかにしている。第7章は、これまで取り上げてきたコロナ「留め置き死」の事例が何を明らかにしているかを「医療のひっ迫」と「いのちの選別」の両面から整理し、「留め置き死」からくみ取るべき教訓を示している。終章は、これまでの分析を踏まえ、私たちに何が問われているかを社会保障各分野と自治体の役割について提起し、

そのうえで今後取り組むべき課題と方向を5つの提案として提起している。

　なお、本書は医療・介護問題を扱っているため、しばしば専門用語を用いている。
　そのうち、主なものについてあらかじめ説明しておきたい。

SpO₂　　　パルスオキシメータで測定した酸素飽和度（血液中の酸素の濃度）。「COVID-19診療の手引き」の「重症度分類」では96％以上が「軽症」、93％から96％未満が中等症Ⅰ、93％以下は中等症Ⅱとされている。

DNAR　　　心肺停止時にあっても心肺蘇生を行わないこと。死が不可避な状態にあり短期間の延命効果しかないなどの場合には倫理的に許容されると考えられている。同意原則や意思決定のあり方など各施設でガイドラインを定めることが多い。

トリアージ　災害時発生現場等で多数の傷病者が同時に発生した場合、緊急度や重症度に応じて適切な処置や搬送をおこなうために傷病者の治療優先順位を決定すること。

ACP　　　将来の変化に備え、将来の医療及びケアについて、本人を主体に、そのご家族や近しい人、医療・ケアチームが、繰り返し話し合いを行い、本人による意思決定を支援する取り組みのこと。

参考文献

日本医療総合研究所編『コロナ禍でみえた保健・医療・介護の今後』新日本出版社、2022年

中村暁「社会福祉施設『留め置き』『放置死』を生んだコロナ医療政策の考察」『国民医療』2023年秋号

横山壽一「コロナ1年、保健・医療政策の課題と転換」『経済』2021年6月

児玉真美『安楽死が合法の国で起こっていること』ちくま新書、2023年

小松美彦・市野川容孝・堀江宗正編著『＜反延命＞主義の時代』現代書館、2021年

日本学術協力財団『「人間の尊厳」とは』（学術会議叢書30）、2023年

第 1 章

社会福祉施設「留め置き」の実態

21・老福連と京都府保険医協会の調査から

井上ひろみ

（社会福祉法人七野会・理事長）

2023年5月に新型コロナは5類感染症に位置づけられた。社会はコロナ前の生活にほぼ戻り、高齢者施設においても、面会や外出、地域交流の再開などコロナ前の暮らしに戻りつつある。しかし、感染対策を行なっていても、ひとたび利用者や職員が新型コロナ陽性となれば、施設内に感染拡大する状況は変わっていない。

　コロナ禍では高齢者施設クラスターの発生が度々報道されたが、第6波でのオミクロン株の全国的拡大以降、7波、8波ではいずれもその発生数が過去最多を記録した。そして同時期から、既に一部都道府県で起こっていた陽性高齢者の施設「留め置き」が全国的な問題となっていった。

　本稿では、新型コロナ陽性となった高齢者の施設「留め置き」と「留め置き死」について、第6波以降に高齢者施設等を対象に実施された調査・アンケートから読み解くことを目的とする。

1. 施設「留め置き」の実態を知るための調査

　厚労省が行った新型コロナ陽性高齢者の施設「留め置き」に関する調査では、「介護老人保健施設及び介護医療院におけるサービスの提供実態等に関する調査研究事業（結果概要）（案）[*1]」に、新型コロナの発生割合や病院等への搬送、酸素投与に関する調査項目がある。同調査によれば、介護老人保健施設内で感染した利用者17,151人のうち病院等に搬送したのは14％、すなわち86％以上が施設内で療養している。また、施設内で酸素投与を実施するうえでの課題（複数回答）は「設備が十分でない」（46.3％）「急変時の対応が困難」（30.0％）であった。これらは新型コロナに限らない酸素投与に関する問いであり、高齢者の死亡者が激増した新型コロナでは、また医師や看護師の配置が限定される特別養

護老人ホームや養護老人ホームでは、施設内での酸素投与に更に大きな課題があったことが容易に想像できる。

　特別養護老人ホーム等の生活施設での陽性高齢者の「留め置き」に関する国による調査は行われていない。したがって、本稿では２つの団体によって実施された４つの調査・アンケートを用いて、全国と京都府内の施設「留め置き」の実態を見ていきたい。なぜならこれらの調査が、その対象や項目は限定的ではあるが、施設「留め置き」の実態を如実に示しているからである。

- 調査番号①京都府保険医協会*2「新型コロナ『第6波』における施設の影響調査」
- 調査番号② 21・老福連*3「全国老人ホーム施設長アンケート」（第6回）
- 調査番号③京都府保険医協会【高齢・障害者施設】新型コロナ「第7波」以降の留め置き影響調査」
- 調査番号④ 21・老福連「新型コロナウイルス感染拡大第8波緊急アンケート」

　本稿で用いる各調査の調査番号、略称、調査の対象、調査の対象期間及び回答期間、調査表の送付数・回答数・回答率は表①のとおりである。

　調査番号②④は全て高齢者施設等であるが、調査番号①③は回答数のうち約77％が高齢者施設、約23％が障害者支援施設であっ

＊1　第28回社会保障審議会介護給付費分科会介護報酬改定検証・研究委員会（2024.2.28）資料 1-2

＊2　京都府保険医協会は、京都府内で保険診療を担当している保険医が自主的に加入し、活動している団体である。

＊3　21・老福連（正式名称：21世紀・老人福祉の向上をめざす施設連絡会）は、憲法と老人福祉法に基づく公的福祉の確立、老人福祉の向上をめざして活動する高齢者施設関係者の全国連絡会である。

た。高齢者施設等と障害者支援施設はその対象者や役割の違いから、「留め置き」の状況はおのずと異なるが、本章では主に高齢者施設等での「留め置き」の実態を明らかにしたい。なお、それぞれの施設での「留め置き」の実際については、本書の第3章に詳しく述べられているのでご参照いただきたい。

2. 4つの調査結果から何が見えてくるか

今回用いる4つの調査は、調査対象期間や回答期間、調査対象や調査項目が異なるため単純には比較できない。自由記述への記載内容も当該地域や施設で限定的に起こったのではないかと言われれば、完全に否定はできない。

表① 本章で用いる各調査について

調査番号	本章で用いる調査の略称	実施団体	アンケート・調査名	対象
①	**府保険医協会「6波」**	京都府保険医協会	新型コロナ「第6波」における施設の影響調査	京都府の特別養護老人ホーム、老人保健施設、障害者支援施設
②	**21・老福連「7波まで」**	21・老福連	全国老人ホーム施設長アンケート（第6回）	全国の特別養護老人ホーム、養護老人ホーム、その他介護事業所
③	**府保険医協会「7波・8波」**	京都府保険医協会	【高齢・障害者施設】新型コロナ「第7波」以降の留め置き影響調査	京都府の特別養護老人ホーム、老人保健施設、養護老人ホーム、ケアハウス、障害者支援施設
④	**21・老福連「8波」**	21・老福連	新型コロナウイルス感染拡大第8波緊急アンケート	全国の特別養護老人ホーム、養護老人ホーム、その他介護事業所

※6波…2021.12.21 ～ 2022.6.14、7波…2022.6.15 ～ 10.12、
　8波…2022.10.13 ～ 2023.5.8（第1回京都府感染症対策連絡協議会資料による）

しかし少なくとも、コロナ禍の特に第6波以降に、施設で療養する入所者を限られた環境と人員で支援しながら、そして衰弱する入所者を成すすべなく看病しながら、施設関係者が持ち続けた下記の疑問への答えの一端は、これらの調査結果から見えてくるのではないだろうか。

（1）重症化リスクの高い高齢者は「原則入院」となっていたのか
（2）なぜ入院できなかったのか
（3）なぜ「留め置き死」が起きたのか
（4）入院できなかった人は「入院が必要ではない人」だったのか
（5）施設クラスター・「留め置き死」は、施設の不十分な感染対策ゆえに起こったのか

	対象期間	該当する感染の波	回答期間	送付数	回答数	回答率
	「第6波」	6波	2022.4.13～25	278	120	43.1%
	特定なし	7波まで	2022.7.15～8.31	10,382	2,107	20.2%
	2022.6.15～2023.1.25	7波・8波	2023.1.25～2.7	351	128	36.4%
	2022.10.1～2023.2.10	8波	2023.2.23～3.15	858	340	39.6%

(1)重症化リスクの高い高齢者は「原則、施設留め置き」
──「原則入院」は守られず

新型コロナ感染拡大の初期から、高齢者や基礎疾患のある人の重症化リスクが指摘され、高齢者は「原則入院」とされていた。では、第6波以降の高齢者施設等では「原則入院」となっていたのか。

調査番号①　府保険医協会「6波」
- 利用者が陽性となった施設は54%
- 陽性利用者948人の少なくとも74.1%が施設内に留め置き

調査番号③　府保険医協会「7波8波」
- 利用者が陽性となった施設は86%。うち74%の施設でクラスターが発生、複数回発生も3割以上
- 陽性利用者2578人の80%が施設内に留め置き

調査番号④　21・老福連「8波」
- 53%の施設でクラスター*4が発生。うち陽性利用者の100%が施設内療*5となったのは3割、90%以上が施設内療養となったのは半数以上
- クラスター発生施設の陽性入居者3696人の87.4%が施設内療養

参考までに、東京都高齢者福祉施設協議会（以下「東京都高齢協」という）が、第7波に会員施設である特養、養護、軽費の各老人ホームを対象に行なった調査では、陽性者の83.3%が施設内療養という結果であった*6。

2）調査結果から見えてくること

　調査結果は、第6波の京都では7割以上が、第7波では京都と東京で8割以上が、第8波ではクラスター発生施設に限っても全国で8割以上の施設入所者が施設に留め置かれたことを示している。このことから、高齢者は「原則入院」であるにも関わらず、「原則、施設留め置き」となっていた事実がわかる。

　感染拡大第3波渦中の2021年1月、厚生労働省が発出した事務連絡[*7]は「高齢者については、施設に入所している者も含め感染した場合には、原則入院」だが、「病床確保や都道府県全体の入院調整に最大限努力したうえで、なお、病床がひっ迫する場合」で「医師が入院の必要がないと判断した場合」には「やむを得ず施設内での入所を継続する場合がある」としている。同時に、「入所継続の指示を行っている施設であっても、症状の悪化・急変の徴候が認められる場合には入院を行うこと」を都道府県に求めている。同内容はその後の事務連絡でも繰り返し示され、確認できる限り5類移行となるまで継続している。

　しかし同時に、「施設内療養時の対応の手引き」や施設内への「留め置き」を前提とした医療サポートチーム派遣や介護職員派遣、施設内療養に対する支援の拡大・延長が詳細にかつ次々と示されている。「原則入院」としながらも、陽性高齢者の療養が施設内で可能だと言わんばかりの事務連絡やマニュアルが発出されたこ

＊4　「利用者・職員あわせて5人以上の罹患者が同時にいる状態」（21・老福連「8波」アンケート）

＊5　調査内で新型コロナ陽性高齢者の施設内への留め置きを「施設内療養」と表現している。

＊6　東京都高齢者福祉施設協議会新型コロナウイルス対策委員会が会員の入所施設571施設を対象に実施した「新型コロナウイルス感染症第7波における感染状況把握調査結果について」より

＊7　2021年1月14日付厚生労働省事務連絡「病床ひっ迫時における高齢者施設内での施設内感染時の留意点等について」

とが、実際の入院調整・患者受入れ現場に「施設入所者は施設でみるのが当然」と思わせ、施設に「留め置き」を求める際の後ろ盾になっていたのではないかとの疑念が浮かぶ。

(2)入院できない理由──「病床ひっ迫」だけではなかった

1) 調査の結果

なぜ、原則であるはずの入院ができなかったのか。

京都府内の施設を対象とした府保険医協会の調査では、「入院できなかった理由」は次のとおりであった。

調査番号①　府保険医協会「6波」

施設内で無症状・軽症から急変した利用者55人について、救急で入院できたか聞いた。

- ・ 入院できなかった　　　　　　9人
- ・ 入院できずに死亡　　　　15人
- ・ 救急車を出せないと言われた　2人

調査番号②　府保険医協会「7波以降」（102施設・複数回答）

「入院が必要と判断したが入院できなかった」と回答した施設が47％に上り、その経緯を次のように回答している。

- ・ 保健所・救急隊員から「入院するところがない」と言われた　45％
- ・ 府の入院コントロールセンターが「入院不可だと言っている」と伝えられた　　　　　　　　　　　　　　　　　　　　　26％
- ・ SpO_2 の値のみを理由に入院不可だと言われた　　　　22％
- ・ DNR（蘇生措置拒否）を希望していないことを理由に入院不可だと言われた　　　　　　　　　　　　　　　　　　　　　　6％

全国の施設を対象とした21・老福連の調査では、「入院できな

かった理由」は次のとおりであった。

　調査番号④　21・老福連「8波」（152施設・複数回答）
・　病床がひっ迫していたため　　　　　　　　　　　　　　76%
・　国又は自治体が設けた入院基準を満たさなかったため　　30%
・　自治体や病院から施設で看取るように言われたため　　　23%

2）調査結果から見えてくること

　第6波、第7波以降の京都府内での入院できなかった理由は「入院するところがない」が最多であった。その理由は、医療機関側の事情や、対象高齢者の病状や認知症の有無など様々だと思われるが、最大の理由は病床ひっ迫（あるいは空床はあっても医療従事者に感染拡大したことによる医療ひっ迫）であろう。しかし、病床ひっ迫以外の理由、しかも「新型コロナウイルス感染症（COVID－19）診療の手引き」の入院基準とは異なる「SpO_2の値のみ」「DNRを希望していない」などを理由に入院不可と言われた事例が相当数あることがわかる。

　全国の施設に目を移しても、第8波で「入院できなかった理由」の筆頭は、病床のひっ迫であることは間違いない。しかし、感染の波の違いはあるが、先の京都府の調査と同様に、病床ひっ迫以外の理由、「国や自治体が設けた入院基準を満たさなかったため」が3割、「自治体や病院から施設で看取るように言われたため」が2割におよんでいることがわかる。

　これらの調査結果は共通して2つのことを示している。一つは、厚労省の2023年1月14日付事務連絡以外に国や自治体が設けた「入院の基準」が存在したのではないかという疑念である。そしてもう一つは、医師（当該入所者を診察した医師）が入院が必要と判断しても、「入院基準に満たない」「施設で看取るように」

「SpO₂値のみやDNRの有無による入院不可」などを理由に、入院できない事例が多数あったという事実である。

(3)施設内死亡者——「留め置き」による死亡者増

1）調査の結果

「原則入院」であるはずの高齢者が多数留め置かれていた高齢者施設等で、留め置かれたまま亡くなった人はいたのか。

　４つの調査が示す施設「留め置き死」の実態は、表②のとおりである。

　各調査の自由記述には、下記のような記述が見られる。

・ コロナ感染となり食事が入らなくなったり、基礎疾患が悪化して亡くなった。（調査番号①　府保険医協会「6波」）

・ 認知症重度の方で点滴や服薬等治療ができなかった。基礎疾患に肺の病気があり重症化した。（調査番号②　21・老福連「7波まで」）

　第7波を対象に実施された東京高齢協の調査でも、感染の療養期間を終えたのちに他の理由で亡くなった人も17人いたという。

　また、調査番号④21・老福連「8波」では、「療養期間終了後、感染の影響で亡くなったと考えられる入居者は56施設（母数179施設）・111人に上り、「感染の影響を受けた慢性疾患の悪化、各種機能の低下でなくなったと考えられる人が多かったことが伺える」と述べている。

　さらに、調査番号④21・老福連「8波」では、クラスターが発生した179施設のうち、入院率50％以上の施設では「留め置き死」は認められない一方、入院率が15％以下（施設内療養率85％以上）の施設では、施設内で複数の入居者が死亡した例が増えていたことを示した（図①）。

表② 施設「留め置き死」の実態

調査番号	調査	亡くなった人がいた施設数	陽性者のうち、亡くなった方の人数
①	府保険医協会「6波」	5施設（母数120施設）	15人（陽性者　948人）
②	21・老福連「7波まで」	103施設（母数2026施設）	
③	府保険医協会「7波以降」	13施設（母数102施設）	29人（陽性者　2578人）*1
④	21・老福連「8波」	40施設（母数179施設）	77人（陽性者　3696人）*2

＊1　調査番号③保険医協会「7波以降」では、入院できずに亡くなった人は29人であったが、京都府発表によると第7波だけで92人が施設でなくなっており、未回答施設に多くの死亡事例があったことがうかがえる。

＊2　調査番号④21・老福連「8波」では、クラスター発生施設179施設のうち40施設で療養期間中に施設内で亡くなった入居者が77人いた。

2）調査結果から見えてくること

　高齢者施設に留め置かれたまま亡くなった人の中には、看取り期に感染し入院を望まなかった人や、無症状や軽症から予想外に急変した人がいたことは事実である。

　しかし、4つの調査結果からは、

- 新型コロナ陽性となった高齢者施設入所者の中に、施設に留め置かれたまま重症化や基礎疾患が悪化するなどで亡くなった人が相当数いたこと
- 新型コロナ感染が慢性疾患の悪化や衰弱、療養期間終了後の死亡にも影響した可能性を施設職員が実感をもって指摘していること
- 重症化リスクの高い高齢者が集団生活する施設への「留め置き」によって、高齢者の施設「留め置き死」を増加させた可能性があること

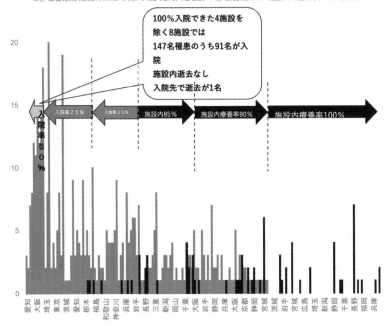

入院率が高かった順に　左から179施設を羅列

■⑦ 療養期間（原則10日間）の間に入院できた入居者数　■⑧ 療養期間中に施設内で逝去された入居者数

100％入院できた4施設を除く8施設では
147名罹患のうち91名が入院
施設内逝去なし
入院先で逝去が1名

入院率50％
入院率25％
入院率15％
施設内療養率85％
施設内療養率90％
施設内療養率100％

出典：21・老福連作成

　が見えてくる。

　岸田首相は2023年3月29日の衆議院内閣委員会において、6波から8波にかけての死亡者の急増を重く受け止めるとしながら、高齢者の死亡者増加の要因は、オミクロン株による感染者数自体の増加、基礎疾患の悪化や合併症での死亡者の増加によると専門家が分析している、と答弁した[*8]。しかし、根拠と思われる専門家の分析では、医療機関や介護施設でのクラスター発生によって感染する機会が増えていること、高齢者施設は身体的活動が低

＊8　2023年3月29日衆議院内閣委員会での塩川哲也議員の質問に対する答弁

下した高齢者が多く利用しているため施設での感染拡大は死亡者数の増加につながりやすいことも、同時に指摘されている[*9]。

　厚労省は、高齢者や基礎疾患がある人は重症化リスクが高いと初期から発してきた。にもかかわらず、高齢者が集団で生活する施設で陽性高齢者の「原則、施設留め置き」を事実上、推し進めてきた。4つの調査が示した結果を踏まえ、あらためて高齢者施設での「留め置き」が感染拡大と死亡者増を招いたのではないか、という疑問に、国は正面から向き合うべきではないだろうか。

(4)入院できなかった人の実態
──「入院が必要でない人」ではなかった

1) 調査の結果

　入院できずに施設に留め置かれた人は、どのような実態にあったのか。

　保険医協会の調査からは、京都府内で入院できなかった人の実態、対峙した施設職員の苦悩が浮かび上がる。

調査番号①　保険医協会「6波」
- 高齢者の原則入院が通用しなかったことが一番の困りごと。治療が十分にできない生活施設に留め置かれる高齢者が衰弱したりするのを指をくわえて待つことが苦しかった。(特養ホーム)
- 認知症専門棟で陽性者が出たため行動制限の理解が得られなかった。重度者の入院等が行えず、対症療法のみで治療ができず弱っていく入所者を見守ることしかできなかった。(老健)
- コロナ感染者の対応時、医療機関なみに検査器具や薬剤がないため、医療機関の協力が必要だが受け入れてもらえない。または、そ

[*9] 第117回（令和5年2月22日）新型コロナウイルス感染症対策アドバイザリーボード　今村医師提出資料

のような支援がないため最低限の対症療法しか行えない。（老健）

調査番号③　保険医協会「7波以降」
・「頼れる親族がいないのであれば、入院調整できません」「病床ひっ
　迫しており、もっと重篤な方もおられるため入院調整できません」と
　救急隊員より言われた。
・入院調整が整わず、1日先延ばしになった事例あり。1日早ければ命
　は助かったのではないかと思われた。
・SpO$_2$が80台で熱は下がらず、それでも受け入れ先が無く、酸素
　吸入で対応。夜間は看護師がいないので現場介護職はずっと不安
　の中での対応だった。

　同様に、21・老福連の調査の自由記述は、全国の施設で入院
できなかった人の実態を示している。

調査番号②　21・老福連「7波まで」
・高熱と酸素飽和度低下が見られ、施設内での対応は困難なため入
　院を希望。2回通院したが共に断られた。しかしあまりにも日増しに
　状態が落ちて行く為、保健所を通じてようやく入院許可が出た。その
　入院予定日の前日に様態急変し救急車で搬送。搬送先の病院前
　でもなかなか院内に入れてもらえず、時間が経過していく中でそのま
　ま死亡に至ってしまう。（青森・養護老人ホーム）
・コロナ陽性後に症状が悪化。入院を相談するが受入れ先が無いと
　のことで施設での看取りとなった。入院したとしても助かる見込みが
　ないからと保健所より判断された。（北海道・特養ホーム）

調査番号④　21・老福連「8波」
・肺炎や呼吸状態によって入院の判断がされ、サチュレーションが低く

36

受診したが、入院させてもらえない案件もあった。(長野県・養護老人ホーム)

- 重度状態でも入院できず数名が亡くなった。(東京・特養ホーム)
- 施設療養中の入居者の状態が悪化し保健所への入院調整を願うも「無理だ、施設から救急要請するほうが早い」の一点張り。「搬送先が見つからず救急車内で何時間も待機してもらうようなことはできない。もし本当に施設が入院調整できるのなら、まがりなりにも2類相当の感染症という事で、入院をするために毎日保健所に連絡をしているこのやり取りには何の意味があるのか」と訴え、結果、保健所経由で入院先が見つかった。(兵庫県・特養ホーム)

2) 調査結果から見えてくること

本当にあったことなのかと疑いたくなるこれらの自由記述からは、

- 施設医師が入院が必要と判断しても、命の危機に瀕し救急要請しても入院「させてもらえず」、施設への「留め置き」となっていたこと
- 「留め置き」の末に必要な医療が提供されることなく命が失われていた事実があったこと
- これらが起こったのが、限られた都道府県ではないこと

がわかる。

　第8波直後、2023年3月の衆議院内閣委員会において、厚労省の審議官は、入院が必要な高齢者が入院できていないのではないかとの委員の質問に、「入院が必要な人は高齢者に限らず入院されるのが当然」と答弁した[*10]。

　また京都府知事も、2023年7月の記者会見で「入院が必要な患者についてはすべて入院していただいている」と発言している。

＊10　2023年3月22日衆議院内閣委員会での塩川哲也議員の質問に対する答弁

これらが、高齢者施設の現場の実態を把握したうえで発せられたとすれば、高齢者施設で留め置かれた人、「留め置き」の末に亡くなった人は「入院が必要ではなかった」人ということになる。

　国や京都府は、この調査結果をもってしても「入院が必要な人は入院できていた」と言えるだろうか。遺族に説明できるだろうか。国も京都府も、新型コロナまん延下で「入院が必要な人は入院できていた」との発言が誤りであったことをまずもって認め、入院可否の判断や入院調整がどのように行われていたのか調査すべきではないだろうか。

(5)施設クラスターの要因
——不十分な感染対策が原因ではなかった

1) 調査の結果

　先に示した専門家による分析では、施設でのクラスター発生によって高齢者が感染し、身体的活動が低下した高齢者が多く利用する施設での感染拡大が死亡者数増加につながりやすいと指摘されていた。では、施設クラスター増加の要因はどこにあったのか。

　調査番号②21・老福連「7波まで」では、コロナ陽性となった入居者の「施設内療養」について、75％が「陽性と診断された入居者は医療機関へ全員入院を徹底するべき」と回答している。理由として半数以上の施設が「病状悪化した際に対応できない」「施設内でコロナに対する適切な治療ができない」を挙げた。また施設での設備・職員体制・入居者の状況によるゾーニングの困難さを挙げた（図②）。

　調査番号④21・老福連「8波」では、クラスター発生や入居者・職員の罹患で困ったこと・苦労したこととして、クラスター発生の有無にかかわらず7割以上の施設が「職員の感染で勤務体制が

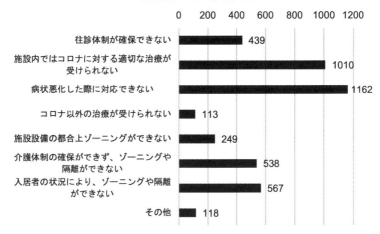

「陽性と診断された入居者は医療機関へ全員入院を徹底する
べき」選択の理由（複数回答）

出典 : 21・老福連作成

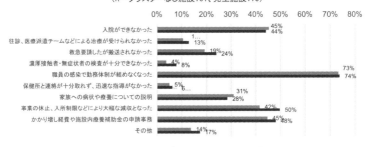

入居者・職員が罹患した際、困ったこと、苦労したこと（複数回答）
（n＝クラスターなし施設161、発生施設179）

出典 : 21・老福連作成

組めなくなった」と回答した（図③）。

　高齢者施設内での陽性高齢者と感染していない高齢者の分離の困難さ、人員不足による陽陽介護（陽性の職員が陽性の高齢者を介護）や過酷な勤務状況に触れている自由記述も見られた。

- 多床室の施設であること、認知症等で病気の理解ができず歩き回る等、隔離が困難な状況がある。コロナ陽性者を施設で治療することに限界を感じる。（調査番号③府保険医協会「7波以降」）
- 行政より陽性者が入院できない場合のマニュアルが出されているが、それに沿って対応しても感染拡大は防げず、クラスターに至った。従来型施設での陽性者ケアは不可能である。（調査番号③府保険医協会「7波以降」）
- 陽陽介護せざるを得なかった。保健所からは、陽陽介護は禁止と言われたが、入院できない状況の中で仕方ない。（調査番号④21・老福連「8波」）
- 職員がかなりの超過勤務を余儀なくされ、疲れ果て正常な精神状態が保てない場合、虐待をしてしまいそうになると職員から訴えがあった。（調査番号④21・老福連「8波」）

2) 調査結果から見えてくること

調査結果からは、

- 限られた医療提供体制、ゾーニングが困難な建物構造、自ら感染防止が困難な利用者特性などにより、一度感染が発生すれば高齢者施設での感染拡大防止が極めて困難であったこと
- 恒常的な担い手不足に加えて、職員の感染もあり、勤務体制確保は過酷を極め、職員の心身の負担が限界に達していたこと

が浮かび上がる。

先に述べたように、国や自治体は高齢者施設に対し、繰り返し

感染拡大防止対策の徹底を求め、詳細な「施設内療養時の対応の手引き」の提示を行ってきた。高齢者施設においても日常的な感染対策は重要であり、新型コロナに限らず感染症への対応力を高めていく必要があることは言うまでもない。高齢者施設等においても、感染対策研修やガウンテクニックの講習を繰り返し行ってきた。

　しかし、そもそも治療のための建物設備・医療体制・職員体制がない上に、感染した高齢者は施設に留め置かれる一方で、職員が感染で次々と休業し、感染者と非感染者のケアを並行して行う状況では、感染拡大を防ぐことそのものに無理があると言わざるを得ない。あたかも感染対策さえすれば施設内療養が可能で、施設の感染対策不足が感染拡大の要因であるかのように感染対策の徹底を求め続けるだけでは、クラスターの拡大防止は到底望めない。医療サポートチームや感染専門サポートチームの派遣が、早期の医療提供や感染拡大防止に一定の役割を果たしたが、それでも施設クラスター発生数は最多を更新し続けた。そのような施設への「留め置き」を推し進めたことが、感染者数自体を増加させ、ひいては「留め置き死」の要因となったのではないか、との視点での総括を行うことが必要ではないだろうか。

3.「留め置き死」の全国調査を

　以上、4つの調査結果から、新型コロナ陽性高齢者の「留め置き」と「留め置き死」の実態を読み解くことを試みた。その中で明らかになったのは、新型コロナ陽性者の「留め置き」によって、高齢者が最善の医療にかかる権利が奪われ、命が失われた事実が少なからずあったこと、入院・分離すれば感染しなかったかもしれない高齢者に感染を拡げた可能性があることである。

2024年度の医療・介護制度改定では、新興感染症拡大時には施設内療養を前提とした高齢者施設と医療機関との連携強化が進められている。また京都府市では、新型コロナ対策を教訓とした感染症予防計画を策定している。しかし、コロナ禍3年余の間に全国的に発生した、陽性高齢者の施設「留め置き」と痛ましい「留め置き死」の実態を解明しないままに進める医療・介護の連携強化や感染予防計画は、決して実行性のあるものにはならない。それどころか、新たな「留め置き死」を引き起こすことになるだろう。

　高齢者施設関係者は新型コロナ禍で「高齢者施設で命に関わる感染症対応をすれば、瞬く間に広がり、多くの高齢者が命を落とす」ということを痛いほど思い知った。同じ轍を踏まないためには、施設「留め置き」と「留め置き死」の全国的な実態調査──「留め置き」の実態と発生要因、「留め置き死」事例の死因や入院に至らなかった経過、療養期間後も含め感染が及ぼした影響等についての全数調査──を行うことがいま必要である。

第2章

社会福祉施設「留め置き死」と「入院調整」

コントロールセンターによる「入院可否判断」問題

中村　暁

（京都府保険医協会事務局次長）

1. 社会福祉施設「留め置き死」の発生

　本章では本書発刊の契機となった社会福祉施設「留め置き死」についての京都における運動の経過を報告したい。

　京都府が光永敦彦府議会議員の要求で府民環境・厚生常任委員会に提出した資料では、第6波のCOVID-19による死亡者は437人、うち自宅での死亡は17人、高齢者入所施設での死亡は52人であった。第7波は同じく370人、17人、83人、第8波は同じく533人、23人、86人であった[*1]。自宅・施設での死亡者には医療にアクセスできた人、できていない人が混在しているとみられるが、府は詳細なデータを公表しておらず、現時点で正確に把握する方法はないため、そのうち何人の人が医療にアクセスできずに生命を落としたのかは不明である。だが少なくとも自宅での計57人、施設での計221人の死亡者はその疑いのある方々である[*2]。

　留め置き死は都道府県を中心とした公衆衛生行政の経緯の中で生じたものである。京都府においては医療と福祉団体等が共同し、2022年から行政に対する要請運動が開始されたが府自身がそれを自らの政策が生んだ問題として真摯に受け止め、検証することはなかった。代わって実相を浮き彫りにしたのは21・老福連[*3]

---

*1　第1回京都府感染症対策連絡協議会（2023年7月21日）資料は次のように区分している。第1波（2020.1.30-6.15）、第2波（2020.6.16～10.21）、第3波（2020.10.22-2021.2.28）、第4波（2021.3.1-6.24）、第5波（2021.6.25-12.20）、第6波（2021.12.21-2022.6.14）、第7波（2022.6.15-10.12）、第8波（2022.10.13～2023.5.8）

*2　京都府は2024年3月に「京都府における新型コロナウイルス感染症対応の振り返り」を議会報告した際、第8波の死亡者数を575人に修正し、全期間を通じ「高齢者施設で死亡した者は228人、自宅で死亡した者は63人であった」としている。なお、第8波のみの自宅・施設での死亡者数は記載していない。

*3　「21世紀・老人福祉の向上をめざす施設連絡会」全国の老人ホーム施設長有志の呼びかけで発足。

や京都府保険医協会等の民間団体による独自調査と新聞報道[*4]であった。

　しんぶん赤旗の調査報道[*5]によると「判明しているだけで死亡者の2割近くが高齢者入所施設で亡くなって」おり、香川・宮崎が35％、大分32％、徳島31％と3割を超える都道府県もある。徳島県の那賀町では「高齢者施設の患者をコロナ病床に入院させてほしいと徳島県の入院調整本部に要請したら、『延命治療を望まない施設の高齢者はできるだけ施設で看取るようにお願いしている』と言われたんです」と同町の医師が証言している。「若い人を助けなければいけないから施設の高齢者は施設で看取ってほしい、と断られた」。また同町のある高齢者住宅の施設長は「看取ったら医師が来るまで冷房を19度に下げ遺体が傷まないようにしてほしい」と保健所職員から告げられていたという。

　この報道によって京都府で起こった留め置き死と同様の事態が全国の都道府県で発生していたことが初めて明らかになったのである。

2. 京都府における入院調整の仕組み

　京都府における「留め置き死」問題を生み出した「入院調整の仕組み」をみておく。

　京都府のコロナ受入病床は2023年3月時点で1027床（1027床のうち110床は「入院待機ステーション」と呼ばれる臨時的医療施設）まで拡大した。とはいえ日々4桁の新規陽性者が発生する

＊4　京都で大きなシェアを誇る京都新聞は2022年5月14日朝刊を皮切りに、本書に寄稿した上口記者が精力的に取材・報道した。しんぶん赤旗は2023年3月21日の紙面を大きく割き「高齢者施設患者の入院　京都府が選別か」、同年12月29日にも「コロナ入院できず死亡多数」と内藤真己子記者による独自の秀逸な調査報道を掲載した。

＊5　しんぶん赤旗（2023年12月29日、日刊第26185号）1面及び3面。

中でひっ迫は必至であった。

　入院医療のひっ迫が危惧される中、京都府が設置したのが「京都府新型コロナウイルス感染症入院医療コントロールセンター」である（2020年3月27日）。京都府新型コロナウイルス感染症対策専門家会議資料[*6]（2020年5月4日）によると同センターの趣旨は「新型コロナウイルス感染症の患者が大幅に増えたとき、人工呼吸器等の重症患者や基礎疾患を有する患者が増加した場合を想定し、入院患者等の受入医療機関の調整及び病院間を超えた医療従事者の派遣等を行う」ものであり、「入院患者の重症度に応じた入院調整、重症増悪時の患者の受け入れ医療機関調整及び搬送手配」「感染症指定医療機関等における病床及び人工呼吸器等の稼働状況の把握」「重症患者に対応できる医師、看護師等医療従事者の登録等」を調整事項とした。体制については「患者搬送コーディネーター」「統括DMAT」「救急治療コーディネーター」「感染症等指定医療機関」（京都府立医科大学附属病院、京都大学医学部付属病院、京都市立病院）「医療関係団体（京都府医師会、京都府病院協会、京都私立病院協会）」とされた[*7]。

　図①にあるように診療・検査医療機関（初期には帰国者・接触者外来）の医師が患者を新型コロナと診断すると発生届が保健所に提出される。当該患者が入院を必要とする場合[*8]、入院調整を担うのは本来保健所だが、センターは保健所所管区域を超えた広域的な入院調整を行うための組織として設置された。膨大な陽性者の発生する中、保健所所管区域を超えた調整により入院を必要

＊6　京都府は同会議を資料・議事録も含めてすべて非公開としていた。2023年8月21日付の筆者による公文書公開請求で同年10月に公開された。

＊7　資料には状況に応じて体制の強化を検討、との追記がある。

＊8　紙幅の都合で本稿では書ききれないが重要な事実として、COVID-19について入院と自宅療養の線引きは変遷してきた。ごく当初は陽性即ち入院勧告(感染症法)の対象であり、自宅療養は例外的な取り扱いであった。しかし早々に入院医療機関のひっ迫が予見されたため入院対象とする患者像を重点化する方向での通知が次々に発出された。

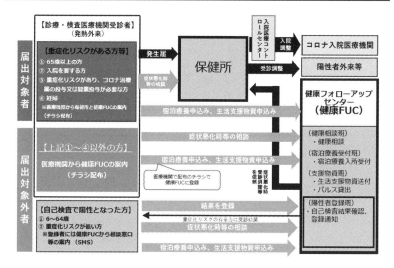

図① 京都府の診療・検査・医療療養体制

出典：京都府HP（2023年2月21日閲覧）

とする人を病院に繋げる役割を府が担うこと自体は評価できる。だが同センターは「入院先の調整」を超えた役割を果たした疑いがある。

3.「留め置き」実態調査結果と 　医療・福祉団体連携での運動的対応

「自分の診ている施設でクラスターが発生し、入院が必要な高齢患者がいたが、保健所からDNAR（蘇生措置拒否指示）のオーダーについて聞かれた」との現場の声を受け、京都府保険医協会は2022年4月、「新型コロナ「第6波」における影響調査」（第1次調査）を実施した。

　対象とした高齢・障害の入所施設は計278施設、回答数は120施設（回答率43％）。回答率内訳は、介護老人福祉施設が40％、介護老人保健施設が41％、障害者支援施設が57％。うち54％の

施設で入所者の感染が発生し、その人数は948人にのぼった。うち74%（703人）が入院でなく施設内で治療（往診）となり、うち53人が急変し、うち「入院できずに亡くなった方」が15人確認された[*9]。

自由記入欄は入院できていれば助かった生命が目の前で失われていく過酷な現実に直面した職員からの悲痛な訴えで埋め尽くされていた。

調査結果を踏まえ、京都府保険医協会、社会福祉法人七野会、きょうされん京都支部、京都民主医療機関連合会、京都社会保障推進協議会は医療・福祉の垣根を超え、京都府に対する要請運動に取り組むこととなった。

同年6月18日、府内の高齢・障害の福祉施設、病院、開業医に呼びかけ、「高齢者・障害者施設におけるコロナ患者留め置き問題を考えるミーティング」をweb開催し、実態と意見交流を深めた[*10]。

さらに京都府に対し「感染した場合の重症化率・致死率が高い高齢者、障害のある人に対し、在宅・施設入所者の入院医療を確実に保障する入院コントロール」等を求める要請書を数次にわたり提出する等、精力的に活動した。

4. 京都府入院医療コントロールセンターによる 「入院可否判断」問題の浮上

図②は京都府における新型コロナの感染拡大の経過をグラフに示したものである。「第7波」は留め置き問題が深刻化した第6

[*9] 京都新聞報道によると同時期の施設での死亡者数は50人、後に府は52人の死亡と発表。調査分析は23ページからの井上論稿をお読みいただきたい。

[*10] ミーティングの詳細は京都府保険医協会HPに「報告集」を掲載しているのでご覧いただきたい。https://healthnet.jp/wp-content/uploads/2022/07/faeb8303e7e01b2 2f6c2c41ddff40d3a.pdf

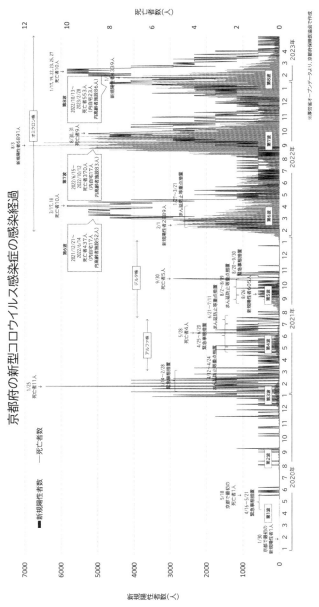

京都府の新型コロナウイルス感染症の感染経過

出典：京都府保険医協会事務局作成

波を上回る勢いとなり、事態は改善されず、施設での患者死亡は発生し続けた。そうした中、京都府入院医療コントロールセンターが入院先調整に止まらず「入院可否判断」を行っている疑惑が浮上した。すなわち施設入所者は入院出来ないだけでなく「させてもらえない」のではないかという疑惑である。

契機となったのは2022年7月発生の事例である。以下は当該施設職員による証言のサマリーである[11]。

施設（老人保健施設）でクラスターが発生し、70代の入所者Aさんが39度台の発熱、血中酸素飽和度（SpO_2）は91％にまで低下した。

基礎疾患もあるため、施設の医師の指示により職員が京都市保健所（医療衛生企画課）[12]に入院希望を伝えた。しかし保健所は「延命措置を希望していない、施設で酸素や点滴等の対応ができる」ことを理由に「入院医療コントロールセンターが入院不可と言っている」と回答した。

Aさんは数日後に急変し、施設が119番通報した。駆け付けた救急隊員が京都府入院医療コントロールセンターと交信するもセンターは「入院しても施設にいても出来ることは同じ」（筆者注：「入院してもその人は助からない」といった意味か）と救急隊員を通じて伝えてきた。しかし救急隊員が機転を利かせて酸素投入量を増やした結果SpO_2は改善、「回復の見込み」があることを数字で証明したことで入院することができた（一命を取り留めら

＊11　本事例については66ページからの藤田論稿をお読みいただきたい。なお、京都新聞は2022年12月28日の紙面で同事例を報じている。

＊12　当時の京都市保健所のスタッフが見舞われていた惨状については144ページからの同市保健師の井上淳美氏による手記を参照いただきたい。保健所が被った事態の背景に京都市がコロナ前に行った行政区保健所廃止・統合があることを鋭く告発するものである。尚同氏は『新型コロナ最前線　自治体職員の証言 2022-2023』（日本自治体労働組合連合会編、黒田兼一監修、大月書店刊、2023年）にも論稿を寄せている。

れその後施設に帰ってこられた）。

　この事例はコントロールセンターが入院の可否判断を行っている実態を伺わせる。

　府の専門家会議資料（2020年5月4日開催分）においても「新型コロナウイルス感染症患者の入院医療及び療養体制について」と題されたフローチャート図に、センターは「患者の年齢、症状、基礎疾患の有無等から、入院または療養を選定」と記されている。センターはその出発点からコロナ患者の入院の可否（あるいは適否）を判断する役割を事実上課せられていたものと見ることができる。

　だがこの仕組みには欠陥がある。コントロールセンターには医師が在籍しているが臨床にいないことである。この事例では臨床にある施設側の医師が入院の必要性を判断しているにもかかわらず、患者を診ていないセンターが入院の可否を判断しているのである。

　医師法第20条は次のように定めている。「医師は、自ら診察しないで治療をし、若しくは診断書若しくは処方せんを交付し、自ら出産に立ち会わないで出生証明書若しくは死産証書を交付し、又は自ら検案をしないで検案書を交付してはならない」。つまりコントロールセンターによる入院可否判断は「法的な危うさ」さえ伴うものと考えざるを得ない[13]。

　だからこそであろうか、筆者らの追及に対し府側は「センターは入院の可否判断ではなく『入院先の調整』を行っている」と説

* 13　児玉聡氏は「平時であれば、医師が実際に診察する場面でありながら、これらを経ることなく以降の措置が（その不実施も含め）判定される点には法的な危うさも付きまとう」と以下の報告書で指摘している。「厚生労働行政推進調査事業費補助金（新興・再興感染症及び予防接種政策推進研究事業）（分担）研究報告書　COVID-19と生命・公衆衛生倫理」

明した。しかしそれでは専門家会議資料の内容と矛盾することにもなる。

　一方で重要なのは「DNR」（=DNAR／蘇生措置拒否指示）の扱いである。保健所が入院不可の理由に挙げた「延命措置を希望していない」はDNRが入院可否判断に使用されていることを匂わせる。これについて「DNARの患者でも心肺停止に至るまでは積極的に治療するのが大前提です。DNARを理由に入院させないのは医の倫理原則に反している」と京都保健会理事長の吉中丈志医師は指摘している[*14]。

　事例を携え、筆者らは府と懇談した（2022年11月29日）。府側は入院医療コントロールセンターに従事する職員も出席し、真摯な対応であったとは考えているが、本事例における救急隊員とセンターの具体的なやりとりは府側に記録がないとのことから、本事例の存在自体が共通認識にならなかった[*15]。

　府側の「センターは入院可否の判断をしていない」との回答を覆す必要があると判断し、京都府保険医協会は「第2次調査」を実施した。

　第7波以降（2022年6月15日〜2023年1月25日）の留め置き状況について、2023年1月25日〜2月7日の期間、郵送で351施設に送り、FAX・インターネットで回収（回答率36％）した。利用者が陽性となった施設は86％、その陽性者のうち80％が施設内療養となった。入院できずに亡くなった人数は29人。

[*14]　しんぶん赤旗（2023年3月21日）。DNARやACPが生命の選別に利用される危険性については様々な識者からの指摘がある。例えば『〈反延命主義の時代〉安楽死・透析中止・トリアージ』（小松義彦・市野川容孝・堀江宗正編著、現代書館、2021年）等。

[*15]　後日、筆者は京都府に対し当該事例の記録詳細を個人情報を消した形で公開するよう請求をかけるべく府に赴いた。窓口に姿を見せたセンターに従事する職員は請求書を見るなり「これは公開できない。受け取れない」と発言した。越権と考えられる発言であり、その時の彼の態度も含め許し難いものであった。結果的にはこの時点での公開請求は中止したが、現在、再度の請求提出を検討している。

府発表によると2022年6月15日〜11月末日の間に92人が施設で亡くなっていることから未回答施設にも多数の死亡者がいることが伺えた。施設内治療を行った施設のうち「入院が必要と判断したができなかった」は47%にのぼり、その理由として「保健所、救急隊員から「入院するところがない」と言われた」45%に次いで「府の入院コントロールセンターが「入院不可だと言っている」と伝えられた」26%、「SpO$_2$の値のみを理由に入院不可だと言われた」22%等と回答した。これにより社会福祉施設においてセンターの入院不可判定により施設療養を余儀なくされた事態が存在することは確認されたものと考える。

　尚、この調査では「頼れる親族がいないのであれば入院調整できません」と救急隊員に告げられたという養護老人ホームでの事例が寄せられた。同施設では「入院が必要だと判断したが入院できなかった（させてもらえなかった）」ため6人の方が亡くなっていた。入院の判断に医学と全く無関係な要素が紛れ込んでいる。行政による生命の価値の一方的判断に優生思想の萌芽を見るのは筆者だけではないはずである。

5. いくつかの角度からの考察

　以上、京都府で起こった社会福祉施設における留め置き死問題の実相を概観した。それを踏まえ以下、「留め置き死」問題が引き起こされた理由をいくつかの角度から考察する。

(1)歴史的経緯からの考察
　第一に、歴史的経緯からの考察である。現在の感染症法が施行されたのは1999年4月。それ以前は「旧伝染病予防法」（1897年・明治30年施行）が感染症対策の基本法だった。旧法は集団の感

染症予防に重点を置き、患者を社会防衛として「隔離」するための法律という側面を強く持っていた。現在の感染症法は「らい予防法」（1996年廃止）の引き起こした人権侵害等への反省も踏まえ、感染症患者隔離の規定がある一方、患者が入院し「良質かつ適切な医療を受ける」(＝権利としての医療保障)ことができるように国・地方自治体が努めることを定めた。旧法から新法への転換は、隔離中心から治療中心への転換と評価すべきであろう。

　だが法の趣旨に反し、国は医療体制の準備を怠っていたことがコロナ禍で露呈した。例えば、旧伝染病法時代の1996年に全国で9,716床あった感染症病床は感染症法の施行された1999年には3,321床、2021年には1,893床まで減少している[16]。つまりCOVID-19のような新興感染症のパンデミックを為政者のうち誰も本気で想定しておらず、医療費抑制政策を進めたために体制整備を怠ってきたものと考えられる。感染症法時代に入った2009年、新型インフルエンザパンデミックが世界を覆い、国の設置した「新型インフルエンザ（A/H1N1）対策総括会議」の「総括報告書」（2010年）は抜本的な体制強化を提言していたにもかかわらず歴代政権はサボタージュした。無論、それを許してきた医療界の責任も重い。結果、都道府県は法律上求められることと乏しい医療体制のギャップに直面したのである。

(2)国による入院と自宅療養の線引き

　第二に、国による「入院」と「自宅療養」の線引きの変遷からの考察である。

　ごく初期にはCOVID-19患者は軽症・重症の差異なく「原則」入院であったが、それは早々に変更された。公衆衛生政策として

＊16　病床数は各年とも厚生労働省HP「医療施設調査・病院報告」より。https://www.mhlw.go.jp/toukei/list/79-1a.html

の「入院」は「感染拡大防止のための隔離」（社会防衛）と「感染した患者への医療提供」（医療保障）の両面の性格を持つ。感染症法上、「指定感染症」に対する医療は「感染症指定医療機関」が担う。だが2類感染症患者を受け入れる「第2種感染症指定医療機関」は全国で1742床(※結核病床を除く)、京都府は38床しか存在しない[17]。

　そこで採られたのは①感染症指定医療機関以外の病院でコロナ患者を受け入れること、②新型コロナ患者を「入院が必要な人」と「入院せずに自宅療養とする人」に分けて対応することであった。

　入院対象について、国は2020年3月時点には「高齢者や基礎疾患を有する方、免疫抑制剤や抗がん剤等を用いている方、妊産婦以外の者で、症状がない又は医学的に症状が軽い方には、PCR等検査陽性であっても、自宅での安静・療養を原則とする」[18]としていた。だが翌年（2021年）には「入院治療は、重症患者や、中等症以下の患者の中で特に重症化リスクの高い者に重点化することも可能」、「入院させる必要がある患者以外は、自宅療養を基本」[19]へ変更した。つまり「高齢者」や「基礎疾患のある人」の「原則入院」ルールに例外を認める余地を生み出したのである。

　だが「高齢者」「障害のある人」の重症化リスクが高いのは極めて「医学的」な話である。国の「COVID-19 診療の手引き[20]」は「高齢は最も重要な重症化リスク因子」としている。障害のあ

＊ 17　数字は 2022 年4月1日現在。厚生労働省 HP
https://www.mhlw.go.jp/bunya/kenkou/kekkaku-kansenshou15/02-02-01.html
＊ 18　事務連絡・令和2年3月1日・厚生労働省新型コロナウイルス感染症対策推進本部
＊ 19　事務連絡・令和3年8月3日・厚生労働省新型コロナウイルス感染症対策推進本部
＊ 20　「COVID-19 診療の手引き第 10.0 版」
　　　https://www.mhlw.go.jp/content/001136687.pdf

る方については「重症化リスクの高い基礎疾患を有する者の範囲」に、「重症心身障害（重度の肢体不自由と重度の知的障害とが重複した状態）」「重い精神疾患」が含められている[*21]。すなわち高齢者や障害のある人たちが施設に留め置かれた事実は、府が手引き等の医学的評価と一致しない取り扱いを行っていたことを示すものともいえる。

　もちろん「障害者」「高齢者」とカテゴライズして全員入院させればよいわけではない。入院・加療の必要性は個々人の状態から判断されるべきである。よって問題は「入院の必要性」を誰がどんな仕組み・基準で判断するのかが重要となる。

　感染症患者が爆発的に増加する事態にあって、公衆衛生的かつ医学的な必要性を超えて「今ある病床数で賄えるように」「医療機関が破綻しないように」ということが入院の可否の判断材料に加えられたことが京都府における留め置き死につながった可能性がある。

　しかし「医療保障」は「生存権保障」である。病床確保ができないのは為政者側の都合に過ぎず、入院させない理由にはならない。国家は社会保障の主体であり、すべての人々は権利主体である。医療を必要とする全員が医療にアクセスでき、治療を受けることを普遍的に保障する責任は公権力側にある。この関係は絶対でありどのような事態にあっても変わらない。

(3)「医療ひっ迫を防ぐ」ことの「目的化」

　第三に、医療ひっ迫を防ぐこと自体が行政の目的となってしまった可能性についてである。

　「入院医療機関」のひっ迫や医療従事者の困難は様々なメディアで報じられてきた。だが社会福祉施設の苦境はほとんど知られて

＊21　「新型コロナウィルス感染症に係る予防接種の実施に係る手引き」厚生労働省

いない。京都府の専門家会議の議事概要でも医療崩壊を防ぐことは強調されるが、そのために療養の場とされた施設の実情への言及はほとんどない。そもそも医療ひっ迫の回避は住民の生命を守るためのはずである。それを忘れてもしも医療ひっ迫を防ぐこと自体が行政の目的になってしまえば「空床さえ確保出来ればよい」ことになりかねない。そうなれば自宅療養死・留め置き死（総じて放置死と呼ぶべきもの）が起こったとしても行政の目的は達せられることになる。

　府の西脇隆俊知事は議会や記者会見の席上で繰り返し「入院が必要な患者はすべて入院していだいている」と発言している[22]。総じて府の入院コントロールはうまくいっているという評価である。その背景には医療ひっ迫回避のために社会福祉施設に患者を留め置くとの政策判断があった可能性があると考える。

　本稿執筆のための取材では第6波の渦中に府内保健所で京都府入院医療コントロールセンターとの調整業務（入院調整チーム）に従事した職員の話を聞いた。執務室にはホワイトボードに血圧やSpO$_2$等の数値を記入し、重症化リスクの高い患者を割り出した。職員はExcelを使って保健所として入院すべきと考える人のリストを作成し、朝・昼・夕にセンターに送ることを任務としていた。リストには「優先順」の番号が振られ、順位は固定のものでなく保健所による健康観察の状況によって変化していった。その判断は主に保健師が担っていたという。コントロールセンターサイドも事務職員が対応しており通常、送信後「1時間〜2時間で何かしらの反応はあった」。ただし優先順位を低くしていた患者が翌日に亡くなる事例も体験しており、関わったスタッフたち

＊22　「令和4年予算特別委員会補正予算審査小委員会知事総括質疑」(2023.7.22)「入院が必要な患者につきましてはすべて入院していただいているところでございます」と答弁、他。

は深刻なショックを受けた。

　保健所スタッフからは「施設の入所者は施設でみてくれたらええのに」という声があったという。これは別の取材でも複数の方から聞いた言葉である。

　尚、府庁内にあった入院医療コントロールセンターの執務室に一般職員は立ち入ることが許されていなかったとの証言もある。

(4)行政・医療サイドの社会福祉施設に対する誤解・無理解

「施設の入所者は施設がみればよい」という意見は一見合理的に思えるかもしれない。しかしそれなら自宅療養者に対しても「家族がいるのだから家族がみればよい」と行政や医療機関は突き放すつもりなのか。

　施設には人目があるから施設でみればよいという言説はそもそもCOVID-19を過小評価している。それでよいなら最初から入院も隔離も不要な感染症だということになる。常識的な思考からいえばハイリスクな高齢者が集まって暮らしている施設で陽性確認された方が出れば優先的に隔離・入院医療へつながなければより多数の死亡者の発生につながることこそを恐れるべきではないか。

　そこで第四に考えねばならないのは、社会福祉施設に対する誤解・無理解についてである。社会福祉施設は生活施設であり医療施設ではない。筆者らは第2次調査を前に「留め置き」事例の現場となった施設を訪問し、職員からの聞き取りを行った。

　同施設は多床室（４人部屋）が基本で、個室は数室のみ。「寝食分離」を目標に可能な限りベッドから離床して食事ができるように支援している。施設の構造も入所者が孤立せず、交流しながら生活できる設計である。逆にいえば陽性者が発生するとクラスターになりやすい環境である。コロナ禍では多床室の入所者が感染しても隔離のための個室が足りず居室移動できない方もいた。

クラスター発生時には、食堂は使用せず、入浴やリハビリテーションも中止し、スタッフ全員で体調観察や食事、排泄、清拭・着替え等のケアを行ったという。

　人と人が交流する場を創りだすことは施設ケアにとって重要である。それが感染症対策と矛盾することであるからこそ施設職員は苦悩しながらケアを継続し、未知の感染症の脅威から対象者の生命を守るためにたたかっている。そのような施設スタッフに対し、職員が感染させない努力を怠るから病床がひっ迫して留め置きが起きたのだという類の言説を訳知り顔で言う人たちがいる。医療労働者は努力したが福祉労働者は努力しなかったと言っているに等しい暴論であり、本来協同して生命を守るべき医療・福祉の関係に分断を持ち込むものである。

(5)「トリアージ」とDNAR、ACP、尊厳死

　第五に取り上げたいのは府のコントロールセンターが「入院または療養」を選定するための基準にDNARが用いられた疑惑についてである。先の赤旗報道でも「延命治療を望まない施設の高齢者」を看取りの対象と考えていた自治体が紹介されており、京都府のみならず全国的に行われていた可能性もある。京都府当局は「入院調整」と「DNAR」の関係について「そういうルールはない」と府議会で答弁している[*23]が、京都府保険医協会等の調査結果はそれを否定するものである。

　コロナ禍の京都府において入院「可」か「不可」かを判断していたのは京都府入院医療コントロールセンターであったとして（調査・取材からそれは確実と考えるが）、その判断にあたり何かしらの形でDNARが考慮されたとすれば行政は極めて危険な場

[*23]　京都府議会令和4年府民環境・厚生常任委員会（3日目）及び予算特別委員会府民環境・厚生分科会（5日目）2月定例会、2022年3月9日議事録。

所に足を踏み入れたことになる。先に紹介した吉中医師の指摘ど
おり、DNARはあくまで心肺停止時の蘇生措置拒否指示なので
あって、生命にかかわる疾患に罹った時に一切の医療を行わなく
てもよいというものではない。府がDNARを「トリアージ」（そ
もそも医師が診もせずに行うそれをトリアージと呼ぶことは出来
ないはずだが）の判断に用いたのだとしたら悪用である。それら
しい理屈をつけても正当化の余地はない。

　2007年、財務省が終末期医療にかかる医療費に「コスト」面
から露骨に問題視し[*24]、厚生労働省が「終末期医療の決定プロセ
スに関するガイドライン」を示した。以降、医療・福祉現場に「死
の自己決定」は持ち込まれ、ACP（人生会議）が普及した。ACP
それ自体の是非はともかく、それが現場に持ち込まれるまでの経
緯において、国が終末期医療の医療費を「無駄なコスト」として
捉えた事実があったことを忘れてはならない。ましてやその「自
己決定」が心肺停止状態にない患者のトリアージに持ち込まれた
のだとすれば「自己決定」至上主義の弊害である。「自己決定」
を根拠に入院させないことが許されてしまえばその結果生じた死
は「自己責任」に帰され、国・自治体の政策的過誤は免罪されて
しまう。

　このところ、長く燻っている「安楽死」法制化の動きが活発に
なっている[*25]。生命の問題を「コスト」から捉えるような政治、
社会風潮がある中でのそうした動きには強い警戒が必要であろう。

---

* 24　財政制度等審議会 財政制度分科会 財政構造改革部会「社会保障 (2) 医療制度
の現状と課題」(2007 年 5 月 16 日)

https://warp.ndl.go.jp/info:ndljp/pid/1022127/www.mof.go.jp/singikai/zaiseseido/
siryou/zaiseib190516.htm　　(2023.1.21 閲覧)

* 25　一般メディアではほとんど報道されていないが超党派の「終末期における本人意思
の尊重を考える議員連盟」(山東昭子会長) は 2023 年 12 月 19 日、延命措置の不開始・
中止で医師免責を規定する議員立法の法案について、来年の通常国会への提出を目指す
方針を決めたと述べた (medifax・web　2023 年 12 月 19 日 19:06)。

(6)京都府による賠償責任とSpO₂の値

　第六に、京都府が自ら設置した宿泊療養施設での死亡に対する損害賠償責任を認めたことに関してである。

　2023年6月2日、府は「京都府宿泊療養施設死亡事案について」を公表した。2021年5月、宿泊療養施設（ホテル）に療養中の患者が重篤化しても入院搬送されず死亡した事案について府の責任を認め、約5400万円の損害賠償を支払うとした。本事案について府は2021年7月より医師・弁護士による「検証会議」（第三者機関）を設置して検証作業を行った。結果、患者は看護師がSpO₂を88％と確認した時点で速やかに入院措置をとり、適切に医療を施していれば死亡は防げた可能性が高いとして府の過失を認めたのである。ここではSpO₂の値がポイントとなっている。COVID-19診療の手引きの「重症度分類」は、酸素飽和度が93％以下となれば中等症Ⅱで酸素投与が必要なレベルとされる。

　府が入院を必要とする患者を放置した責任を認めた意味は大きい。先の留め置き事例ではSpO₂91％という値が入院させる基準ではなく施設で看取らせる（入院させない）基準に使われた。損害賠償を認めた事案とは真逆の使い方である。

　府の賠償責任を認める決定は直ちに入院医療コントロールセンターの入院調整の正当性に疑問を抱かせる。施設で亡くなった方々の中にSpO₂の値から入院が必要であったのに府が入院させなかった事例が存在するのではないか。

　もとよりSpO₂の値は医師による診断にとって補助的な意味合いのものであって、それ自体が入院の可否を分ける「判断基準」にされてはならない。診断とは医師が臨床にあってこそ成立する。調査・聞きとりから垣間見える入院医療コントロールセンターの入院調整は様々な面で整合性のないものである。

　あらためて京都府は自宅療養・入所先での全死亡事例につき、

入院していれば防ぎ得た死であったか否かを真摯に検証すべきである。そのための一つの判断基準を府自身の検証会議が示しているのである。

6.「人権保障アプローチの徹底」への
逆行がもたらした留め置き死

　日本弁護士連合会の第65回人権擁護大会第1分科会は「人権としての『医療へのアクセス』」をテーマに開催された。基調報告書「第2章人権としての『医療へのアクセス』の保障」第1節の3「社会権的側面」では次のように述べられている。「医療行為は、身体及び精神の健康維持に有用性を持つが、医療にアクセスできなければ、その有用性を享受できない」[26]。

　医療へのアクセス保障は人権保障であり、パンデミック下であっても侵されてはならない。2020年5月段階で国連事務総長は「私たちは皆、共にこの状況の中にいる」とした「新型コロナウイルス感染症と人権に関する政策概要」[27]を公表している。それは「人権は、人間の存在を中心におき、より良い結果をもたらす」「公衆衛生上の危機は、急速に経済的、社会的危機になりつつあり、社会的保障（social　protection）と人権の危機とが一体となって生じている」と指摘し、「私たちには、すべての人々が、この危機への対応の中で保護され、包括されていることを保障する義務があるのです」「人権は、権力と政治のいずれよりも上位にあるのです」と訴える。そのうえで「すべての人は、尊厳を保持した生活をおくるために、到達可能な最高水準の健康を享受す

＊26　2023年10月5日開催。報告集からは「社会権的側面」だけでなく「自由権的側面」からも論じられており、患者の権利確立に向けた日弁連における議論の現段階が伺える。

＊27　「国連事務総長『新型コロナウイルス感染症と人権－私たちは皆、共にこの状況の中にいる（政策概要）』」訳・高田清恵（『賃金と社会保障』（2020年1764〈10月下旬〉号）

る権利を」有し、「誰もが社会的地位や経済的地域に関係なく、必要な医療にアクセスできなければなりません」と述べる。その上で「不平等、差別、排除に関する人権課題」の１つとして次のことを指摘している。「高齢者は、感染率と死亡率がより高く、同時に、公共の言説上での年齢差別（エイジズム）、医療やトリアージの決定における年齢差別、家庭でのネグレクトや虐待、基礎的サービスにアクセスできない状態での孤立、ケア施設における集団感染や質の低いケアなどに直面している」。

　国連が発信した姿勢は「人権保障アプローチの徹底」だったが、日本で生じたのは真逆の事態であったといえる。

　公権力が「医療崩壊を防ぐ」ことを目指したのは何のためだったのか。

　人権保障のために医療を守るはずが、逆にそれが人権侵害の根拠となり、高齢者の生命を奪うに至ったのは自治体はじめ全関係者の人権保障意識の決定的な欠落であると考える。「有事だったのだから仕方ない」と自己慰安せず、真摯に向き合い、総括せねばならない。

　京都府入院医療コントロールセンターによる「入院可否判断」をめぐる問題は、医療ひっ迫時に起こり得る資源配分＝トリアージの在り方についての深刻な「問い」を投げかけた。ある「生命倫理」の教科書が次のように述べている[28]。それを引いて本章の締めくくりとしたい。

　「シビアな医療資源の配分問題に答えを与えることは、誰かの命を縮めることにほかならない。そうした結果自体が受入れがたいものである。だから、どのような基準も決定打とならないのは、当然といえば当然である。率直にいえば。すべての基準が誤って

---

[28] 玉井真理子・大谷いずみ編『はじめて出会う生命倫理』有斐閣アルマ、2011年、246ページ

いる。本来、正しいといえるのは、誰の命も諦めずに全員を助けることだけであろう」「『誰を助けるのが正しいのか』という問いにとらわれて、『いかに全員を助けるのか』という問いをおろそかにしないためにも、『全員を助けることだけが正しい』との前提を確認しておく必要がある。」

　噛みしめたい指摘である。

参考文献

児玉聡『COVID-19の倫理学　パンデミック以降の公衆衛生』ナカニシヤ出版、2022年

立川昭二『病気の社会史─文明に探る病因 』岩波現代文庫、2007年

村上昭一郎編『コロナ後の世界を生きる』 岩波新書、2020年

小松義彦・市野川容孝・堀江宗正編著『〈反延命主義の時代〉安楽死・透析中止・トリアージ』現代書館、2021年

玉井真理子・大谷いずみ編『はじめて出会う生命倫理』有斐閣アルマ、2011年

『賃金と社会保障』（特集・高齢者人権条約の実現を！　第3弾）2020年1764〈10月下旬〉号

伊藤周平『医療・公衆衛生の法と権利保障』自治体研究社、2023年

拙稿「社会福祉施設『留め置き』『放置死』を生んだコロナ医療政策の考察」国民医療』2023年秋号 NO.360

山口研一郎編著『国策と犠牲』社会評論社、2014年

第 3 章

入所・入院施設における「留め置き」

老健施設での「留め置き」
——救急搬送をめぐって

藤田隼平
（老人保健施設ライブリィきぬかけ）

　多くの「命」と向き合う介護施設では、多くの「最期」と向き合っている。介護報酬改定の審議報告においても、厚労省は2040年まで死亡人口が増加し続け、ピーク時には年間約170万人が死亡すると示している。死亡の場所は、病院・診療所が減少しているのに対し、自宅や介護施設が増えているのが特徴だ（図①）。私たちの施設でも看取り件数は年々増加している。高齢者を支援する私たちにとって「どのような最期を迎えたいか」を高齢者と共に考えることは、「今をどう生きるか」に繋がる重要なテーマである。

1. 施設での放置という異常事態

　今回、2022年7月に介護施設で起きた事例を示すが、この時期の世間は新型コロナウィルス感染症の第7波の渦中にあった。第6波をはるかに超える感染者が全国で発生し、連日の「過去最大の感染者数」との報道に、いつ施設内でクラスターが起きてもおかしくないと不安を抱えていた。行動制限をかけずにこの波を乗り越えようとの国の施策は、外国人観光客の受け入れ、Go Toトラベル再開など経済回復に重点が置かれた。無論、医療の確保がセットで対策されたわけだが、感染者はその想定に収まらず結果的に未曾有の感染拡大を招いた。そして、救えるはずの命が救

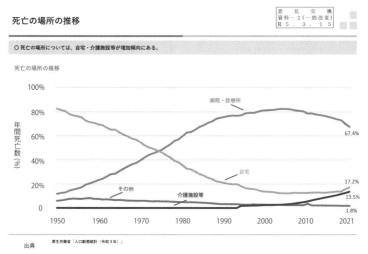

死亡の場所の推移

<table>
<tr><td>意　見　交　換
資料−2（一部改変）
R　5．3．1　5</td></tr>
</table>

○ 死亡の場所については、自宅・介護施設等が増加傾向にある。

死亡の場所の推移

病院・診療所 67.4%
自宅 17.2%
介護施設等 13.5%
その他 1.8%

1950　1960　1970　1980　1990　2000　2010　2021

年間死亡数（%）

出典　厚生労働省「人口動態統計（令和3年）」

出典：社会保障審議会 介護給付費分科会 第 222 回資料

えないという事態となった。

　本書のテーマでもある「放置死」「留め置き死」は、とても恐ろしい言葉だ。人が最期を迎えるうえで、決してあってはならない最期と言えるのではないだろうか。第5波の際に取り上げられたこの問題に対し、着手された対策は本当に十分だったのであろうか。「支援の目・支援の手」が自宅に届けられることなく、最期を迎えられた方がいるということが第6波でも第7波でも明らかになっている。

　一方、高齢者施設では、職員による支援の「目」、そして支援をするための「手」が常にあると言える。そのような施設では、放置という問題が起こるはずがないと考えるのが自然だろう。しかし、その目や手があったとしても、「医療」までバトンが届かないという事態が現実に起きた。あまりにも多くのバトンが同時に渡されてようとしたとき、受け取ることが叶わず崩壊を起こし

てしまったということになる。施設に留め置かれた高齢者は、医療を受けることなく放置されたのである。全国的にこのような事態を招いた、国の対策が適切であったとは到底思えず、大きな教訓としなければならない。

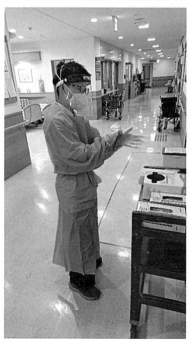
訓練した PPE の着用を行い陽性者の居室に向かう介護職
著者撮影

施設に留め置き状態となった高齢者の多くが、施設内の療養を経てコロナ罹患を乗り越えられたことも事実である。しかしその後、生活に必要な機能が下がるなど、感染前と同じような生活をすることが難しくなった方が当施設でも多くみられた。「コロナにさえかからなければ」「この施設に入所しなければ」といった厳しいお言葉をいただくこともあった。必要な人に必要な医療を届けるという大前提が、こうも簡単に崩れ去る恐ろしさを痛感した。

2. 突きつけられた「入院不可」判断と、命が見捨てられる恐怖

当施設が経験した事例を紹介させていただく。本事例は、第2章で中村氏が触れた、京都府入院医療コントロールセンターによる「入院可否判断」が行われていた事実を示した事例である。この日、私自身は恐怖の念に抱かれ、咄嗟に経過を取りまとめた。

そして、法人内のコロナの状況を共有する会議内で発言したことにより、全国的な「留め置き」の課題、そして府内で起きている「入院可否判断」を問題視する方々との繋がりを持つこととなった。

(1)入院して治療を受けたことにより救われた命

　本事例は、結果として入院して治療を受けたことで生存できた事例となる。もし、このタイミングを逸し入院に繋がらず施設療養の継続をしていれば、この方の命は確実に失われていたであろう。

　本事例の対象者をA氏と記す。A氏の現在の施設での様子を少し紹介する。朝起きたA氏は、洗面と歯磨きを終え、朝食を済ませる。その後、新聞を読むのが日課だ。読み終えた新聞を仲の良い施設の友人に回すときのA氏の表情は、とても柔らかで優しさに満ちている。このような普通の生活、あたりまえの暮らしが施設には存在し、介護施設の職員はそれを守ることが使命だと考えている。「A氏は今日も生きている」ことを強く実感し、一方で私自身は胸が締め付けられるような感情を抱くことがある。「あの時」、一瞬であってもその命を諦めそうになった自分は、この笑顔を失う決断を迫られていたのだという恐怖にも近い感情である。自分自身がその立場だったらどう思うのか、自分にとって大切な人だったらどう思うのか、そのような想像力がこの問題と向き合うために欠かせない思考であることをこの経験から学んだ。

(2)施設での第7波時のクラスターとA氏の経過

　2022年7月24日、当施設で1名の利用者の新型コロナ感染が判明した。結果的に22名の利用者が感染する事態となったこのクラスターの2例目の感染者がA氏であった。7月25日に陽性であることを確認され、発生届を提出。入院が必要な対象である

ことを明記した。この日、保健所からの連絡はなかったが、近隣の施設等の状況からすでにひっ迫した状態であることが想像できた。A氏について、保健所から最初の連絡があったのは7月26日の夜だった。施設では、6例目の感染者を確認していた。保健所からは、「発生届の確認をした。入院希望で間違いないか」との確認があり、バイタル、ADL、基礎疾患など詳細のやりとりがあった。「今すぐの入院は難しい可能性が高い。明日、また状態の確認のため連絡する」との説明を受けた。別の担当者より、陽性者リストの提出依頼があった。施設の状況をよく理解いただいていたが、打開策はなく「何かあれば救急車を呼ぶしかない」と助言を受けた。

　施設では、万が一に備え1台の酸素濃縮装置を業者からレンタルしていた。A氏は、それを使用し酸素投与していた。また点滴の処置も行っていた。酸素の投与量が5リットルとなった7月27日の保健所とのやり取りでは、より強く入院の調整を迫る形となった。この日、4度のやり取りがあり、さらに細かい状況の聞き取りがあった。これで入院が決まるものだと捉えていたが、最終的な回答は、「入院医療コントロールセンターの医師が入院対象ではないと判断されている」というものであった。施設の医師が、命の危険があり治療の必要があると判断しているのに対象ではないとの理由が理解できず、質問した。「施設で酸素の対応ができる。点滴・投薬の対応ができる。延命を望んでいない」が理由だと回答があった。パンクした保健所機能の中でも繰り返しの連絡や励ましがあったが、医療機関に繋がらない現実を目の当たりにし、想像している以上に世の中が異常な事態に陥っているということが理解できた。

(3)急変後の救急搬送を巡って

　7月30日、「SpO₂が下がり、危険な状態だ！」との現場からの悲壮な声。A氏の状態が悪化していることを知った私は、施設医と連携のうえ救急車の要請をした。「時間がかかるかもしれないが、必ず向かわせる」と励ましを受け、到着した救急隊員からは「受入れが非常に厳しい状況であることを理解してほしい」との前置きがあった。また、「延命を希望するということで間違いないか」との確認があった。

　DNARは、ありとの確認であったが、本人も家族も治療により助かるのであれば「生きる」ことを望んでいる。なんとか治療に繋いでほしいと伝えた（先にあった保健所とのやりとりで、DNARあり＝延命を希望しないとの捉え方があったので、強調して伝えた）。

　入院医療コントロールセンター、医療機関、救急隊員のやりとりが、何度も繰り返されていた。無常にも時間が過ぎ、最終的に「病院で出来る対応と、今施設で行っている対応は変わらないので、入院調整は難しい」と説明があった。

　救急隊員の口調は、私たちの心情に寄り添ったとても丁寧なものだったが、「はい」とは答えることができず、「このままでは亡くなられる！」とすがるように訴えた。

　「それは病院でも同じことだとの回答を受けている…」と悔しさを滲ませた表情で説明があり、同時に「家族への説明をしてもらった方がよい。」と諭された。

　私は、家族に電話をし「最悪の事態も想定しないといけない状況である」と告げた。家族からは、「わかりました」と力ない一言だけが返ってきた。

　救急車到着から、1時間半が経過していた。5リットルの酸素を投与中、SpO₂がさらに下がり80％台となった。このまま命が

尽きてしまうのだという現実が頭を過ぎっていた。

「酸素の流量を上げることはできないか」と不意に救急隊員に問われた。施設で使用している酸素濃縮装置の上限は5リットルであることを伝えた。次に「施設にある酸素ボンベは使えるか」と問われ、急ぎ用意をした。救急隊員は機械からボンベに切り替え一時的に10リットルの酸素を投与した。これにより、SpO_2が上昇した。この反応をもとに、「治療により回復の見込みがある」、すなわち「諦める状態ではない」ということが示された。それを根拠に再度の相談すると救急隊員より説明を受けた。

受け入れ病院が決まったのは、このタイミングであった。「入院できない可能性があることが前提となる」との説明であったが、搬送後A氏は入院し治療を受けることになった。

3. 天秤にかけられる命、生きる権利

1ヵ月後、A氏は退院し当施設に再入所した。先に紹介した、普通の生活を取り戻したのである。

全国の介護施設で命を落とした多くの高齢者は、「入院の対象ではない」そう告げられていなかったのだろうか。真実が見えないままである。当施設の分類である介護老人保健施設は、常勤医師の配置が1対100で求められ、一定の医療を担うことが可能な施設と位置づけられている。本事例ではネーザルハイフローのように高い流量での酸素投与が必要であり、明らかに施設で対応可能な範疇を超えていた。当初の重症度分類では、中等症Ⅱの診療のポイントとして「高度な医療を行える施設への転院」と示されていたにも関わらず、徐々にその基準が捻じ曲げられ、「留め置き」が状態化し始めた。また、本事例の大きな特徴として、施設の医師が入院の必要性を判断しているにも関わらず、診察を行わない

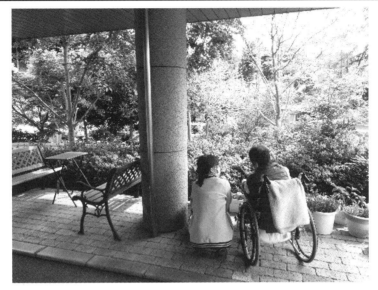

外出や施設内行事が制約され、施設玄関で気分転換をする利用者

著者撮影

　コントロールセンターの医師が「入院対象ではないと判断している」との説明があった点について、大いなる矛盾があるということを振り返る必要がある。

　社会保障、社会福祉の制度を巡っては、政府の過剰なパフォーマンスによって子ども子育て施策に注目が集まっている。その財源が議論されるとき、時に高齢者福祉への必要性と対立構造が作られることがある。どちらも大事だという極めてシンプルな事実が捻じ曲げられ、どちらかを選ばないといけないような錯覚に陥るよう誘導されていないだろうか。

　ある機関誌で、「高齢化は人類が達成した最も大きな勝利」というテーマで特集が組まれ、施設入所者の生きがいが綴られていた。国連高齢者問題世界大会で宣言された言葉である。

　誰もが向かう先にある「老いること」は、その命の重みや人権

が軽くなっていくことではないはずである。第8波で経験した事例をもとに考えたい。

4. コロナ療養の後に老衰で最期を迎えたB氏の経過

　B氏は、コロナ療養を終えた後に、老衰により施設で看取りをした。99歳の最期だった。2023年1月21日、再び感染が拡大した第8波では、当施設の別棟で第7波を上回る35名の高齢者が感染した。医療の受け入れはというと、第7波の状況とは異なり重症化が懸念された4名の方の入院受け入れが叶った。市の移送チームや点滴チームとの連携もスムーズに行われた。対応、連携の随所に第7波の教訓が活かれていると感じた。

　すでに看取り期にあるにも関わらず、B氏にも感染が及んでしまったことは大きな不安であったが、状態が安定していたB氏は、入院することなく療養期間を乗り越えることが出来た。その後、ゆっくり状態が低下し、老衰という形で99歳の最期を迎えた。このような事例も全国で多くあったことが明らかとなっている。このケースは留め置きによる死亡事例とは捉えていないが、どのような形の看取りであっても施設職員は、「もっとこうすればよかった」などの後悔を抱きながら前に進んでいる。

　記録的な早さで桜が開花した2023年の春。B氏がコロナに感染しなければ、100歳のお祝いをこの桜の下で一緒にできたかもしれないと悔やんでいたころ、ご家族からの連絡があった。B氏のお見送りに来所できなかったご家族も闘病していたとのことだった。コロナ禍でも面会を許可したことへのお礼の後に、遠方から来所し「また来るね」とB氏に声をかけることは、病気に負けずに必ずまた会いに来るという自分自身への決意の表現だったと明かされた。B氏が自分のために、そして家族のために生き抜

かれたという証がこの施設にはあるのだと誇りを持つことができた。

5. コロナ禍、最期の形は慎重に判断されたのか

　2018年に公表された「人生の最終段階における医療・ケアの決定プロセスに関するガイドライン」において、医療・ケアチームの対象に介護従事者が含まれることが明確化された。(人工呼吸器取り外し事件を踏まえて2007年に策定された「終末期医療の決定プロセスに関するガイドライン」は、議論や研究を重ね現ガイドラインに名称変更された)

　介護施設では、アドバンス・ケア・プランニングの概念に添って話し合い、意思決定支援や方針決定を行うことが求められている。一人一人異なる、その人が望む最期の形。そして、家族ごとに異なる考えや価値観を尊重し、慎重に判断する必要がある。また、心身の状態に応じて意思は変化しうるため繰り返し話し合うことが求められてる。

　コロナ感染ピーク時の混乱の中で、どのような判断や選択があったのかを振り返ることは、多死社会と表現される今後の時代と向き合うためにも重要なことだと考える。

6. これまでの教訓は活かされるのか

　コロナは、感染症法上の位置付けが5類感染症となってからも、介護施設は変わらず予防や発生時の対応に追われている。介護報酬改定の議論では、「新興感染症」という表現で新たにパンデミックを起こすレベルの感染症が起きた場合の想定がなされている。しかし、その対策は施設が作成する業務継続計画を軸とした自助

努力が中心となっている印象を受ける。そして、協力医療機関との連携体制を構築することが強調されている。急変時の診療が受けられるように体制を常時確保しておくことや定期的に会議を行い、入所者の情報共有を行うこと等が要件化されようとしている。その時々により医療機関の状況が異なるため、受入れ状況が都度変化するのは当然のことであり、介護施設も同様である。パンデミックを起こすレベルの感染症と対峙することができる仕組みなのか、これまでの教訓が活かされたものとなっているのか、警鐘をならす必要がある。

7. 普通の暮らしを守る

　統計的に死亡者が「減少している」と前向きな表現での報道に対しても、たとえ一人であっても医療に繋がらずに不本意な形で亡くなった方がなかったのかと不安に感じる。医療専門職ではない私は、等しく医療を受ける権利として主張することしかできないが、医師の診療とそれによる総合的な判断が、いかに重要であるかということを経験上理解した。特に高齢者は、複数の疾患があり、当時記録した「重症化リスクチェックシート」を思い返しても、状態が悪化する高齢者に法則性がなかった。重症度分類には、「中等症II：高度な医療を行える施設への転院」と当初記されていたが、高い流量の酸素投与やネーザルハイフローの処置で回復し、施設に戻ることができた事例は、A氏に限ってのことではない。「介護施設と病院でできることは同じ」と説明を受けたが、対応の差は明らかだった。医師体制、医療従事者の確保、医療資源を確保することの重要性を肌で感じたからこそ、今回医療に繋がり、命が守られた事例を紹介した。
　また、施設での留め置き、クラスター対応の経験により、介護

施設の職員が高齢者の望む「普通」の暮らしを守り、追求してきたことを再確認できた。高齢者に我慢を強いることが多かった感染対応時の生活は、これまで追求してきた「普通」こそが高齢者の人権を守る大きなテーマであると気づかされた。医療と介護の連携は、とても繊細なバランスで保たれており、極端にどちらかに偏って考えてはいけないことも学んだ。

　必要な医療が必要な時に届き、「その人」にとっての意思が尊重される仕組みが制度として構築されるよう、介護施設の立場から引き続き要求していきたい。

インタビュー

障害者福祉とコロナ、そして医療について

山口高志 氏（ゆうゆう作業所管理者）

聞き手　中村暁・西村隆史（きょうされん京都支部事務局）

1. 障害のある人たちが入院できなかった

　本節ではコロナ禍における障害福祉サービスの現場で何が起こっていたのかをインタビュー形式で掲載する。

　その前提として、コロナ禍に障害者福祉の現場で何が起こっていたのか、共有しておきたい。

　コロナ禍は障害のある人たちを直撃し、その影響は甚大だった。

　よく知られる事例として大阪府のある社会福祉法人が運営する知的障害のある人たちのグループホーム、作業所で次々と感染が拡大し、病院にも府の療養施設にも入院できず、施設職員が看病を続けた事例がある。こうした事態は全国で広がっていたと考えられるが、高齢分野に比べその実態の掘り起こしが進んでいるとはいえない。

　筆者らの把握する京都府内の事例でも第7波にあたる2022年7月、ある作業所に通所する基礎疾患のあるAさん（知的障害）が感染、39度台まで発熱してもSpO_2の低下が見られないとして入院させてもらえず、自宅療養とされた。Aさんはグループホーム入居者であり他の入所者への感染も危惧されることから、法人の借り上げる平屋建ての一軒家で療養してもらうことになった。

10日間の療養生活をＡさんに一人で過ごしてもらうことは不可能なので、法人理事長はじめ４人の職員が日中・夜間で交代しながらフォローしたという。幸いＡさんは快復したが職員のうち２人は感染した。

　この時期は新規陽性者が激増していた時期で保健所とのコミュニケーションも困難になっていた。

　また９月にはＢさん（当時60歳）が感染。Ｂさんはダウン症でやはり基礎疾患があった。保健所を通じてコントロールセンターに入院要請し、やはり一軒家で待機してもらったもののコロナを受け入れていた病院のスタッフ不足（院内でも感染拡大が起こっていた）、介護支援の必要性、SpO_2の低下が見られないことを理由に入院出来なかった。

　以上のケースは何れも「SpO_2の低下が見られない」ことが入院不可の決め手となってしまったものと見られるが、そうではないケースもある。

　2022年８月、あるグループホームでクラスターが発生し、Ｃさん（当時78歳）も感染。Ｃさんは知的障害のある方だった。体温は37度台だったがSpO_2は85まで低下した。主治医と相談し、入院を要請するも不可。酸素吸入器を手配してホームで療養した。酸素吸入するも93以上にならず、保健所に再度入院を要請するも「保健所では入院調整できない。主治医と話してほしい」との返答であった。一時は足先が冷たく、紫色になり、血流の悪い状態が続いた。医療設備のないグループホームでの療養はご本人も施設職員もどれほど不安なものだっただろうか。市内の医療機関によるサポートチームが支援してくれたこともあって生命は守られたが、立位の保持が難しくなり、快復に時間を要した。そして翌年３月、残念ながら亡くなられた。肺癌だったという。

　そもそもSpO_2の値だけをもって入院可否の判断など出来よう

はずもないが、CさんはSpO$_2$が80台まで低下しても入院出来ていない。医療逼迫の著しい時期ではあったがそれでも入院不可の判断が続いたことは理解に苦しむ。

インタビュー中でも指摘したことだが障害分野のスタッフは高齢の現場以上にあらゆることを自分たちの力で乗り越えようとする傾向があるように思う。3つの事例の何れも事業所のスタッフ自身が医療設備のない場所での療養を（お互いに）命がけで支えている。筆者自身、留め置き問題を追いかける中で「自分たちがやらないとどうせ誰も助けてくれないから」という職員のつぶやきを聞いたことがある。そのつぶやきには今日の日本において障害のある人たちの置かれた状況が表れていると考える。

2. 障害のある人たちはもともと入院困難
——医療者による差別も

コロナ禍以前から、障害のある人たちの入院には困難がつきまとう。

原則として、保険医療機関における看護は当該保険医療機関の看護師らが行う。いわゆる「完全看護」である。だが障害のある人たちについては例外とされ、「看護に当たり、コミュニケーションに特別な技術が必要な障害を有する患者の入院において、入院前から支援を行っている等、当該患者へのコミュニケーション支援に熟知している支援者が、当該患者の負担により、その入院中に付き添うことは可能」とされている[*1]。あくまで「付き添うことは可能」という形で例外を認める趣旨ではあるが、障害者が入院するなら付き添いをしてほしいとの解釈が医療現場で常態化する根拠にもなっている。

---

*1 「特別なコミュニケーション支援が必要な障害者の入院における支援について」（平成28年6月28日付け保医発0628第2号厚生労働省保険局医療課長通知）

すなわち障害のある人たちの入院は、そうではない人たちに比べて高いハードルがある。ましてコロナ禍ではその付き添い自体が認められず、したがって障害のある人がコロナ感染した時の入院はより一層困難であったことが考えられる[*2]。

　さらに医療機関と障害福祉関係者、当事者との間にはもとより深い溝が存在しているのではないかと考える。そのことを如実に示す事例を引用しておく[*3]。

- 車いす給付のため、医療機関で指定医による補装具判定意見書の作成を依頼し面談した。しかし、医師の一方的な意見により本人に合致したものは作成できなかった。面談中にも指定医とは思えぬ言動。複数の母親から同じ悩みが寄せられる。
- 児童相談所での判定時、医師から「福祉の世話にならなければ生きていけない価値のない子供」と言われた。
- リハビリテーションセンターで「良くならないからもうこなくてよい」と言われた。
- 病院にダウン症の娘を連れて行ったところ、治療の間中、「もう大きいんだから、変な声を出すんじゃない!」と言われ続けました。
- 小学校入学前診断の時、精神科の医師に、犬・猫との対比で話をされた。
- 強度行動障害の方が精神科を受診した際、医師が「こういう人は閉じこめておくしか方法がない…」と保護者の前で言った。まともな

[*2]　この問題について国は令和4年11月に「院内感染対策に留意しつつ受入れをご検討いただきたい」との通知を出した。

[*3]　千葉県ホームページ　条例制定当時に寄せられた「障害者差別に当たると思われる事例」（医療）。最終更新は令和5(2023)年7月11日。障害のある人もない人も共に暮らしやすい千葉県づくり条例」制定にあたって、平成16年9月から平成16年12月までに寄せられた「障害者差別に当たると思われる事例」を取りまとめたものとされる。同種の調査は複数の自治体で行われている。https://www.pref.chiba.lg.jp/shoufuku/iken/h17/sabetsu/iryou.html

医療すら受けられない。

- 某病院で手術を行ったが、じっとしていられないという理由で術後3日で退院させられた。後日抜糸に行った際、医師が「腹部を切開して3日で退院なんて世界的に見てもまれだ」と看護婦と笑いながら本人の前で話をしていた。
- 子が心臓の手術を受ける際に言われたこと。「心臓は治っても、障害は直りませんよ」「心臓を治して元気になったら、動きが激しくなって困っている人もいる」「どうしても希望するならやってもよいが、かえってかわいそう」
- 歯科医に治療を拒否された。
- 障害児と診断した医師から「この子のことはあきらめてもう一人産みなさい」と言われた。
- 健康診断で、医師から大勢の人のいる中で、「なんだこの子はダウン症じゃないか。すぐ死ぬぞ」と言われた。
- 1歳半の検診時障害のため立てない娘を支えて立たせたところ、「身長を測るのだから、甘やかさないで早く立たせてください。ちゃんと立てないんですか?」ときつい口調で言われた。障害のため立てない旨を説明すると、「困ったわね。立てる子の測定器しかないのよね。」と目をそらせながら言われた。

　もう十分だろう。
　多数の医療者は生命と人権の守り手として職務に従事しているものと信じるが、もしも以上のような仕打ちを受けた当事者や家族、支援者が積極的に医療にかかろうとするだろうか。
　障害福祉サービスの専門職の方がつぶやいた「自分たちがやらないと、どうせ誰も助けてくれないから」という言葉に込められた意味は重い。
　新興感染症対策は自治体・医療・福祉関係者の連携によって乗

り越えるべき課題である。障害のある人たちが障害のあることを理由に感染症医療から排除されることは断じて許されない。インタビューを通じ、コロナ禍が露呈したこの国の医療・福祉制度とその思想の脆弱さと人権意識の決定的な立ち遅れを痛感している。

3.「ゆうゆう作業所」山口高志さんへのインタビュー

　京都府の最北端に位置する京丹後市丹後町にある「ゆうゆう作業所」（社会福祉法人よさのうみ福祉会）は「生まれた町で暮らしたい」という当事者・親・関係者の要求から、地域住民を巻き込んだ運動で1995年6月に「みねやま作業所丹後町分場」として誕生した。2003年に知的障害者通所授産施設に、障害者自立支援法の施行に伴って2011年4月からは多機能型障害者支援事業所（就労継続支援事業B型／生活介護事業）として、障害のある人たちの働き、生きる場所となっている。

　インタビューに応じてくれたのはゆうゆう作業所の管理者であり、きょうされんの常任理事、組織・運動副委員長の肩書を持つ山口高志氏。

　山口氏は新型コロナウイルス感染症パンデミックの渦中で直面した課題について、誠実さの滲み出る口調で話してくださった。

(1)グループホーム入居の当事者が陽性に

山口　自分の体験の範囲では高齢者施設での留め置き問題に見られるような生命にかかわる事態まではありませんでした。しかし、きょうされん利用者部会のアンケート調査では、多くの当事者の方々から回答が寄せられています。コロナ禍4年になり、ご自身が感染し、家族全員が感染したケースがほとんどです。たちどころにヘルパー派遣が停止され、家族中が感染するというケースで

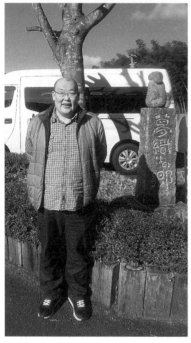

山口高志さん、
丹後の「夢織の郷」の門前にて

筆者撮影

す。「重篤になっても医療にかかれなかった」との声も寄せられています。

　私の体験したケースでは、昨年（2023年）の真夏、別法人のグループホームで生活している作業所の利用者が新型コロナウイルス感染症になりました。グループホームに帰ると他の入居者を感染させてしまうことになります。幸い持ち家があり、自炊も出来る方だったので一人で過ごしてもらうことにしました。しかし放っておくわけにはいかず、作業所職員が朝昼晩の食事を持っていき、薬を飲んでもらうようにしました。それで何とか1週間を乗り越えました。

　この時は利用者18人のうち17人が感染しました。ほとんどの人は重症化せず、1人だけは糖尿病があってハイリスクでしたので入院することが出来ました。

「症状がなかったら医療にかからないようにしよう」という意識はありました。とはいえ、グループホームで感染が発生するとたちまち入居者全員が感染してしまいます。感染したら別の場所に行ってもらわなければ全員が感染してしまいます。それが入院であればいちばん良いのだと思います。今も他自治体のグループホームでは感染が広がっていると聞いています。

――保健所は連絡してきましたか。

山口　向こうからは連絡ありません。作業所でクラスターになっているので保健所には報告をしました。その時に「みなさん大丈夫ですか」という電話はありましたけど、それだけです。

――指定感染症に罹った場合、自宅療養になった方が増悪していないか、保健所が健康観察をせねばならないはずです。

山口　そうですか…。そういう対応ではなかったですね。幸いにも重症化する方がいなくて良かったなと考えています。

(2)山口さんの個人的な体験から
――腎臓の病気なのに精神科に入院した兄

山口　私の個人的な体験についてお話ししたいと思います。

　私には自閉症の兄がおり、実家で父母と3人暮らしです。

　やはり一昨年、兄の通う作業所で他の利用者が感染しました。

　兄はマスクが出来ないので、すぐに濃厚接触者となりました。私がちょうど実家に帰っていた時のことでした。兄が感染していないかどうか抗原検査（自己検査）をする必要がありました。兄に検査を受けてもらうのは大変なことでして、何せ私と同じような体格で（笑）、なので私としては弟だからこそ出来るやり方で（笑）検査したら陽性でした。それからたちどころに私も父母も陽性となり、家族4人全員感染となりました。母も体調が悪くなってしまったにもかかわらずヘルパーも来てくれなくなってしまいました。なので私自身も高熱を出しながらでしたが食事や下の世話までやりました。

　私自身はがんばって、まあ、それでよいのかもしれないのです。でもよくよく考えるとこんなことはたまたま自分がいるから、たまたま何とかなっているに過ぎないんじゃないか。こういう時に

社会保障制度というのは何もしてくれないのだなと思いました。この際、父は肺炎になり入院が必要になりました。近くの病院には入院できず、他市の病院に入院させてもらいました。入院が決まるまでに90分はかかったでしょうか。もともと京都の北部地域は医療資源が少ないですよね。

——お兄さんのケースでは保健所から連絡がありましたか。
山口　電話で機械音声の連絡が入りました。「無事なら何番のキーを押してください」的なものでした。

——えっ、世論調査みたいなやつですか。
山口　ええ。そうそう。

——お兄さん、大変でしたね。
山口　実は兄はちょうどその1カ月前、排尿困難になっていました。内科の医師にかかると腎臓に炎症があるのではないかとの見立てでした。内科の先生は「本当は入院した方がいいのですが、この人は（障害があるから）治療できないでしょう。入院はできません」と言われました。私は驚き「ではどうしたらいいですか」と聞くと、医師は「急変することもあるので気を付けてみてあげてください」との返事でした。慌てて「いえ、自分は一緒には暮らしていないのです。何とかしてください」とお願いしたのですが、「出来ない」「無理」と拒否されました。これは困るし、おかしいと思い、いろいろな病院に電話しました。府南部のある病院ではそういう患者でも受けてもらえるのではとの噂を聞いて連絡してもだめだったりして…3日ほどかかりました。最終的には最初に診てくれた医師のいる病院から「精神科なら入院してもいいよ」と精神科の病院を紹介してもらい、そこに入院しました。

――腎臓の炎症なのに精神科ですか。

山口 経過観察、お薬で排尿し、安静にするということを精神科の病院でやってくれたので腎臓の治療は何とか出来ました。兄は自閉症が強く、今まで体は丈夫だったので良かったのですけど。コロナ禍では精神科の病院も大変だったと聞いています。

――（本書92ページにもあるように）全国的に精神科の入院患者さんがコロナにかかり他のコロナ受入病院に入院できできなかったケースが多数あるようです。もともと障害のある人たちは入院医療にたどりつくことが難しいのだなと思いました。

(3)障害分野と医療提供体制との距離
――そもそも障害のある人や高齢者等、何かしら生きていくうえでのハンデを抱えた人が集団生活する入所施設で感染患者が発生したら、たちどころにみんな感染する可能性が高いです。もともとリスクの高い人たちであり、感染した人は入院で隔離し、しっかり治療し、生命を守る。同時に他の方への感染も防ぐというのが優先的になすべき対応です。そんなことは当然のことなのです。しかし現実には施設入所者はなかなか入院させてもらえなかった。行政側の理屈は「人目がある」ということでしょうか。だとしたらそれは新興感染症を舐めている話です。医療者でなくとも人目があればいい、という程度の感染症なら特別な対策なんかまったく必要でないはずです。でもコロナはそうではなかった。必要な人は医療につなぐのは原則である。このことを守らねばなりません。また、先ほどのグループホームの事例も、たまたま作業所のスタッフが善意で（ある意味では生命をかけて）療養中の生活を支えたからその人の生命も守られ、同じホームに暮らす人たちも感染せずに済んだ。たまたま、運が良かったという話で、それは政策でも制度でもなんでもないですよね。

山口 本当にそのとおりで、ひどい話だと思います。それから作業所には嘱託医がいますが、入所者の検査は職員が行いました。その結果についても、その後の療養についても特に嘱託医に連絡もしていませんでした。これって本当は嘱託医との関係が問われる話ですよね。感染への危機意識の緩さかもしれません。

——以前から障害分野の職員さんはどんなことも自分たち乗り越えようとする傾向が強いように感じてきました。そういう面が出てしまった話なのかなと思うのですが。

山口 普段から嘱託医さんと濃いつながりがないのです。月に１回、健康相談してもらったり、あとは予防接種してもらったりというくらいの関係性です。

——制度上の決まりだから嘱託医を決めている、という感じですか。

山口 そうですね。そもそもそれぞれの利用者にそれぞれの障害に応じたもともとの主治医がいますから。障害にもよるのでしょうが入所施設でも医療とのかかわりが高齢者施設よりずっと薄いと思います。だから普段から利用者の体調管理は職員がやる。コロナでもそれと同じ対応になったということでしょうか。

——先ほどのお兄さんのエピソードで明白ですが、そもそも障害のある人は入院がしにくいと聞きます。診療報酬上は当然の完全看護の原則さえ、障害のある人については例外扱いであり、付き添いがないと入院出来ないケースがほとんどだと。コロナ患者さんに付き添って入院するというのは難しいわけで、そうなると障害のある人ははじめから基本的に入院出来ないということにもなるわけですよね。もともとそういう医療に対するアクセスの難しさがあるからこそ、職員のところで何とかしようと思われるのではないでしょうか。

山口 半ばあきらめというかね。うちの利用者にも病院の白い建物や、白衣を見るだけで逃げてしまう人がいらっしゃいますよ。

――威圧感があるから？

山口 その人の場合はトラウマでしょうか。自閉症の方で昔、大ケガしたことがあったらしく、かなり血まみれになって無理やり身体拘束されて治療した経験があったんです。その人はマスクも出来ないし、ワクチン注射も打つことができません。健康診断も出来ません。手術するとしたら、歯科治療でも全身麻酔をするしかありません。ただ慣れたスタッフとなら医療にかかれることはあるかもしれない。

――2024年の診療報酬や介護報酬改定では、施設入所者への医療機能や地域の医療機関との連携を強化する方向が打ち出されています。一見、良いことのように見えますし必要なことではあるのでしょうが、施設で暮らす人と地域で暮らす人の医療アクセスに差異があってよいのかと疑問です。要するに施設にいる人はできるだけ入院せず、施設で療養できるようにせよという話なのですから。差別なきアクセス保障の実現とは違う方向性です。社会福祉施設の本来の意義が変わっていくように思えてなりません。

山口 本当ですね。どこの事業所も人手不足で苦しんでいます。不足していない施設の方が少ないでしょう。そういう状態で施設はもっと医療もがんばれと言われても困りますよね。

　それに施設で療養せよということになり、仲間の入所者が酸素投与や中和抗体を受けるとしたら、他の入所者は動揺されるでしょうね、それから安全上の問題もありますし－。

4. 小手先の議論では解決できない

　インタビューのあと、山口さんにいただいたきょうされんの要請書をあらためて読んでみた。

　国内で感染が確認されて 8 カ月後、2020 年 9 月 30 日提出の「新型コロナウイルス感染症に係る障害のある人に関する要望書」には「障害のある人が感染した場合は、基礎疾患などのため、急速に重篤化するリスクがあります」と訴えている。要望書には「障害のある人の声」として切実な声が並ぶ。

　目につくのは「ヘルパーさん」のことである。

　そういえば山口さんのご家族が全員感染したケースでもヘルパーが来なくなった。

- 自分がもし感染したら、ヘルパーさんが来られなくなる。
- 楽しみにしている土日祝のヘルパーさんとの外出が思うようにできない。
- 同行援護でのソーシャルディスタンスは物理的に難しい。
- ヘルパーが来れなくてお風呂に入れなかった。
- ヘルパーさんの来られない時などに腰を悪くしている親にトイレ介助も頼まなくてはならない時があった。
- お母さんを困らせたくないのにガイドが使えなくて困らせているのが悲しい。

　障害のある人にとってヘルパー派遣の停止は日常生活の継続そのものを脅かす、生命にかかわる重大事である。社会福祉サービスの停止は生命の危機に直結する。にもかかわらずコロナ禍の、特に初期の喧騒の中では当然視されてしまっていた問題である。

その上、医療へのアクセスももともと敷居が高い。もっといえば医療制度が積極的に障害のある人たちへ医療を保障する形になっていないのである。

　感染症パンデミックが起こった時に、障害者福祉分野における医療と福祉の保障をどう確保すべきかという課題は、小手先の議論で解決できるものではないだろう。だからこそ医療と福祉の間にある壁を取り除き、日常的に対話し、共同することが必要となる。

第3節

精神病院での「留め置き」

塩見 正

（京都医療介護労働組合連合会）

1. 精神科病院における
   コロナ対応の実態と「留め置き死」

(1) 全国の実態 ―日精協調査から

　2021年9月、日本精神科病院協会（以下、日精協）は、全国の日精協加盟病院に入院していた患者のうち、新型コロナウイルスに感染して転院先が見つからないまま死亡した人が235人に上ったとの調査結果を発表した。日精協のこの調査結果と厚生労働省への要請について報じたNHKは、「感染が確認された入院患者は合わせて3602人で、このうち235人は精神科病院の医師が転院が必要と判断して受け入れを要請したものの転院先が見つからず死亡した」「理由について、感染の急拡大で医療がひっ迫していたことに加え、精神科病院の入院患者であることを理由に転院を断られたケースもあった」と紹介した。

　この調査が行われた2021年8月は、アルファ株からデルタ株への置き換わりが進んだ第5波の最中で、ウイルスの感染力が増し、病床確保が間に合わず、菅政権（当時）が「原則自宅療養」を打ち出した時期であり、警察庁が発表する自宅等で死亡した感染者も急増していた。確かに、医療はひっ迫していた。しかし、だからと言って、この調査結果に示された、医師が転院が必要と判断して受け入れを要請したにもかかわらず、転院先が見つから

ず、必要な医療が受けられないまま死亡したという事態は、決して容認されるべきではない。

　さらに、重大なことは、「精神科病院の入院患者であることを理由に転院を断られたケースもあった」ということである。

　日精協は、2021年5月にも、厚労省に対し、この時点の調査に基づき、新型コロナを合併する精神疾患を有する患者について、「精神医療、感染症治療の両面から必要な医療の提供が円滑に行われること」を要望している。そして、調査に基づく要望書において日精協は二つの問題を指摘した。一つは、精神科病院で対応が難しい中等症以上の患者が転院できなかった理由に「精神症状があるが故に転院先が見つからなかった」との回答が多かったというもので、これに関し日精協は、「精神疾患の有無により必要な医療を受けることができないということは、患者の生命に重大な支障をきたす恐れがあり、到底容認することはできない」とした。そして、もう一つは、「一部の都道府県（保健所）においては、『精神科病院の患者の転院は不可』との差別的な対応がされている」との指摘である。これについて日精協は、「決して看過することはできない」と厳しく批判した。批判は当然であり、精神科病院の患者を転院させないという明らかな差別は、命を守る公衆衛生行政を司る機関として断じて許されない。

　しかし、精神障害者への差別は、パンデミック下に限った話ではなく、そもそも、日本の精神医療政策自体に、精神障害者に対する差別が構造化されてきたことは様々指摘されている。その最たるものが強制入院を柱とした精神障害者の隔離・収容政策である。戦前から一貫して取り続けているこの国策は、社会全体に精神障害者への差別と偏見を根深くまん延させ続けている現状につながっており、そうしたなか新型コロナに直面し、医療のひっ迫や機能麻痺という状況と相まって、精神障害者への明らかな差別

が表出した事をこの日精協調査は示した。

(2) 京都府の実態

　京都府内のある民間精神科病院は、ホームページに自院の感染状況を掲載し、2022年1月から2月にかけて院内で発生したクラスターについて、当時の切迫した状況を伝えていた（随時更新され、現在は削除されている）。1月中旬、最初は職員2名、次いで入院患者4名に感染が広がり、1週間余りで患者の感染は25名を超え、重症化リスクのある患者1名は保健所の指示により総合病院に転院したが、さらに数日後には、他病棟の入院患者にも感染が広がり、患者の感染は瞬く間に50名を超えるに及んだ。当初軽症であった患者の一部が急激に悪化、中等症・重症となり、保健所に6名の転院要請を行ったが4名は転院がかなわず、うち2名は月を跨がず死亡。保健所に再三中等症患者の転院調整を要請しても受け入れ先が見つからず、PCR検査キットも品薄になり、抗原検査を主にせざるを得ず、経口薬や抗体カクテル薬も発注分が供給されない。通常の肺炎と異なり驚くべき速さで重症化するケースがある。等々、日々更新するページに状況を記した。この病院は、内科、放射線科を併せ持ち、身体合併症に一定対応する病棟も備えているが、中等症以上の患者の治療は困難で、保健所に転院を要請したものの、結果的に5人の患者が転院できずに亡くなったと記した。

　オミクロン株に変わって新規感染者が激増したこの第6波の時期、京都府内の病床確保状況と稼働状況を厚生労働省公表のG-MISデータで見ると、1月中旬には即応病床の約半数が埋まる状況で、府内の精神科病院で感染が拡大した時期と、コロナ病床がひっ迫していった時期は重なっている。問題は、転院の余地は本当に全くなかったのか、そして、転院調整に際し「命の選別」、

精神科患者への差別はなかったのか、である。

　京都府は、高齢者施設等での「留め置き死」については数字を一定公表している。しかし、精神科病院から転院を要請したが叶わず、結果的に亡くなったケースは不明なままである[*1]。精神科病院からの転院要請に対し、保健所や京都府入院医療コントロールセンターがどのように対処し、判断を下したのかも定かではない。京都府の西脇隆俊知事は、府議会で「必要な方には入院していただいている」と繰り返し強弁しているが、精神科医療の現場にも、転院が必要であったにもかかわらず、必要な治療が受けられず亡くなった患者が存在した。京都府は、府内で1,300人を超えたコロナ死亡の全事例について検証を行うべきである。

　京都府内の他の民間の精神単科病院では、新規入院患者はPCR検査で陰性を確認の上、１週間は個室隔離し、その後、大部屋へ移すようにし、院内に感染を持ち込まない工夫をしてきたと言う。しかし、感染は防ぎきれず、度々、院内クラスターを招くことになった。精神科専門医しかいない単科の典型的民間精神病院であるこの病院では、精神科医が、大学病院のコロナ対策チームの医師とオンラインで治療について相談しながら、コロナ陽性患者に対する投薬治療を行ったが、中には重症化するケースがあり、コロナ禍以前から日常的に他科受診で連携してきた一般病院に、中等症・重症の患者を受け入れてもらっていた。しかし、感染の波が広がり、連携する受け入れ病院の病床がひっ迫した際には、結局転院はかなわず、衰弱していく患者を看取るしかなかったと言う。府内で、果たしてこうしたケースはどれほどあったのであろうか。

＊１　重点医療機関に転院できずに死亡するケースは、精神科病院に限らず、コロナ重症に対応する機能を備えていない療養型でもおこっていたが、同様にその実態は明らかにされていない。

(3)留め置き死

　以上のような精神科病院における「留め置き死」の状況は、日本の精神科医療の現場が如何に感染症パンデミックに脆く弱いか、精神疾患を患い、かつ、新興感染症に罹患した患者の命が、どれほど死の危険と隣り合わせのリスクの下に置かれることになるのかを示している。パンデミック下におけるリスク発生には、二つの特徴と問題があるように思われる。その一つは、日本の精神科病院は、精神単科の病院が圧倒的に多いことである。2022年の「630調査」によれば、精神病床30万8667床のうち23万6193床が精神単科の病院で、全体の4分の3を占める。このうち90％以上が民間病院である。民間精神病院で組織する日精協は、コロナ禍の精神科病院の状況について、閉鎖病棟があり、「三密」の回避も、消毒剤の設置も、マスク装着の徹底も難しく、感染症が侵入すると、蔓延しやすい環境にあることを訴えてきた[*2]。精神科病院は、一旦ウイルスが入り込めば感染拡大の抑止が困難で、民間経営は満床をめざすため感染者を隔離する空スペースも乏しく、単科であれば、感染症の重症化に十分対処する医療体制や構造設備の備えもない。重症化すれば命を救う道は他院への転院しかないが、感染がまん延し受入れ病床がキャパシティーを超えると転院の道は閉ざされる。そうして引き起こされた「留め置き死」がどれほどあったのか、国も京都府も、その実態を明らかにすべきである。

　そしてもう一つが、日精協が調査に基づき告発した、精神科患者への差別が転院を妨げていた事実であり、その結果、「留め置き死」につながったケースがあったのではないかという疑問である。入院調整を行った行政機関が精神障害者であることを理由に必要な医療へのアクセスを阻害し、その結果、死亡させていたと

＊2　「精神科病院におけるコロナ感染症の実情」2021年9月15日　日精協会見資料

したら由々しき問題である。実態の解明が求められる。

　パンデミックに脆く弱い精神科病院の現状の在り方や、また、精神障害者への差別はどのように形作られてきたのか。次節でその歴史的経緯と精神科差別の実態を見ておきたい。

2. 日本における精神科医療体制の構造的問題

(1) 日本の精神医療政策の変遷

1) 社会防衛のため精神障害者を隔離収容した「精神病者監護法」と「精神病院法」

　日本の精神医療は、「医政発布」（1874年）に「癲狂院」の設立が規定され、一部地域で開設されたが[*3]、法制度としては1900年に制定された「精神病者監護法」が最初で、その後、1919年に「精神病院法」が制定された。精神病者監護法（以下、監護法）の目的は、社会防衛のため精神病者を隔離・収容することにあった。家族等を「監護義務者」とし、精神病者の「監護」を義務付け、自宅での「監禁」を警察の許可制にして合法化した（「私宅監置」）。私宅監置された精神病者は治療も受けず、多くが極めて不衛生で非人道的な環境に置かれた[*4]。監護義務者が居ない場合は市区町村長が責任を負い、公費による監置が行われ、この公的監置は私立精神病院に委託できるものとされた。

　近代日本の精神医学・医療の創始者とされる呉秀三は、私宅監置の実態を調査し[*5]、その惨状を告発して、監護法の廃止、公立

＊3　1875年に南禅寺境内に公立の精神病院として京都癲狂院が開設され、1879年に上野恩賜公園内に東京府癲狂院が設立され、医学校初の精神病舎が1880年に愛知医学校に設置された。

＊4　1950年に私宅監置が廃止されて以降も、沖縄では、1972年の本土復帰まで、アメリカの施政権下で私宅監置が合法的に行われた。ドキュメンタリー映画「夜明け前のうた〜消された沖縄の障害者」に私宅監置の深刻さが描かれている。

＊5　「精神病者私宅監置ノ実況及ビ統計的観察」（1918年）

精神病院の開設と新法の整備を訴えた。そうして制定された精神病院法（以下、病院法）は、精神病院を治療の場と位置付けたが、監護法は廃止されず、戦争政策優先で公立精神病院の整備は進まず、「代用精神病院」が制度化され、私立の精神病院がその指定を受け、監護法に基づく監置患者が数多く収容された。医療と警察を共に統括下に置いた内務省管轄の下、監護法と病院法が運用され、戦前の精神病院は、治安のため精神病者を隔離・監視する収容所にされ、1930年頃から私立精神病院が急増し、戦前の精神医療の構造と体制が形成された[*6]。

2）「戦後」に強制入院と家族の保護義務を引き継いだ精神衛生法

　戦後の精神医療の骨格を定めた「精神衛生法」は、戦前の監護法と病院法を廃止して1950年に制定され、私宅監置は廃止され、都道府県立精神病院の開設を義務化したが、強制入院の制度である「措置入院」や、家族の保護義務を前提とした「同意入院」を制度化した。監護法と病院法の骨格を継承して精神障害者を強制的に隔離収容する仕組みを残し、「監護義務者」を「保護者」に、「代用精神病院」を「指定病院」に呼び変えた。また、「精神病者は社会から隔離・監禁すべき存在」との精神病者観は戦後の精神医学会にも蔓延り、1952年、精神神経学会理事長が同じく理事長を兼任した精神衛生会は、国に「精神障害者の遺伝を防止するため優生手術実施を促進させる財政措置」を求める陳情を提出する存在であった[*7]。

＊6　「戦前期日本における私立精神病院の発展と公費監置—『精神病者監護法』『精神病院法』下の病床供給システム—」後藤基行『社会経済史学』78-3（2012年11月）

＊7　2024年2月1日、優生保護法による強制不妊手術が48年間存続した問題について、日本精神神経学会は「生と人権を損ねたことを被害者の方々に謝罪する」との声明を発表した。

1954年の精神衛生実態調査により、全国の精神障害者は130万人、うち要入院者が46万人と推定されたことを受け、国は、精神病床を大幅に拡大する政策を進めた。1954年に民間精神病院開設への国庫補助制度を創設、1960年に医療金融公庫法による長期低利融資が始まり、民間精神病院が次々設立され、病院急増でスタッフが不足し、厚生省は1958年、精神科は他科に比し医師は3分の1、看護者は3分の2でよいとする「精神科特例」を発出した。また、措置入院を促進するため、1961年に国庫負担を2分の1から10分の8に引き上げ、同意入院を措置入院＝公費入院として扱う「経済措置」を認め、これらにより措置入院患者は急激に増えた。こうした病床の需給構造は、戦前の監置法と病院法の下での公費監置による私立精神病院の拡大と同じである。

　さらに、1964年に起こったライシャワー事件[*8]は、"危険な精神障害者を野放しにするな"という世論を増大させ、翌65年に精神衛生法が改正され、警察官等による通報・届出制度の強化、緊急措置入院制度が設けられた。事件翌日の朝日「天声人語」は、「危険人物を野放しにしておかないように、国家もその周囲の人ももっと気を配らねばならない」と書いた。報道と情報の解釈を方向付けた報道機関や専門家、官僚の姿勢が「精神障害者野放し論」の世論化を促した[*9]。

　こうして国策として精神障害者を隔離・収容する精神病床は増え続け、1965年当時の17万床から10年後には28万床に、さらに、2001年にはピークの35万7000床まで増大し、日本は世界一の精神病床大国となり今日に至っている。この時期、諸外国は「脱施

＊8　1964年3月24日、ライシャワー米駐日大使が日本人青年に刺され重傷を負った。青年は精神科治療歴があり、新聞は「精神障害者野放し論」を書きたて、その中心に「個人（精神障害者）の人権より、多数（一般市民）の人権を考える」という社会防衛・治安優先論が強くあった。

＊9　「ライシャワー事件と新聞報道」村上直之・藤田健一

設化」に向かっており、1968年の「クラーク勧告」[*10]は、隔離収容政策の下での入院の長期化等の問題等を指摘したが、政府はこれを無視し、国策が転換されることはなかった。

その後、1984年の「宇都宮病院事件」[*11]を契機に精神衛生法は「精神保健法」に改正され（1987年）、法律の目的に「精神障害者等の福祉の増進及び国民の精神保健の向上」が盛り込まれ、「精神医療審査会」など規定や社会復帰に関する施策が盛り込まれた。また、1995年には「精神保健および精神障害者の福祉に関する法律」（以下、精神保健福祉法）に改正され、法は、精神障害者の医療・福祉と、戦前から引き継ぐ社会防衛の要素を併せ持つ法律となった[*12]。

日本の精神医療と法制度は、関係者や当事者・家族の粘り強い運動や国際的な批判もあり、少しずつ変化してきた。しかし、社会防衛的な隔離収容政策の根幹であり、国連障害者権利委員会から廃止勧告を受けた強制入院の制度は維持され、また、「精神科特例」の事務次官通知は廃止されたものの、依然、一般科に比べて少ない人員配置はそのまま、少ない人員で多くの患者を管理し、行動制限、隔離・拘束が当然であるかのごとく行われている。そして、精神障害者の人権を踏みにじる「事件」が後を絶つことなく繰り返されている。

---

*10　日本政府の要請に基づき、WHOがイギリス・フルボーン病院院長のデービット・D・クラーク氏を顧問として日本に派遣、1967年11月から翌68年2月まで3ヶ月の調査に基づき報告書「日本における地域精神衛生」を取りまとめ、7項目の勧告を行った。

*11　1983年に栃木県宇都宮市の報徳会宇都宮病院で、看護職員らの暴行によって患者2名が死亡した事件。新聞報道で明らかになり、国連人権委員会でも取り上げられた。

*12　精神保健福祉法の問題点については、『我が国に生まれた不幸を重ねないために―精神障害者施策の問題と改革の道しるべ』（藤井克徳・田中秀樹著、萌文社、2004年）を参照。

(2)繰り返される人権侵害

　精神病者の隔離収容を国策として進めてきたことが、社会に精神障害者への偏見と差別を根深く構造化し、それが、コロナ禍における精神科入院患者への差別的扱いと無縁でなかったことは容易に想像がつく。その国策の下、患者への人権侵害は「事件」として繰り返し表出してきた。

　2023年2月にNHKが報じたETV特集「ルポ死亡退院〜精神医療・闇の実態」は、東京都八王子市にある民間の精神科病院「滝山病院」の実態を、内部告発による映像や音声を交えて生々しく伝え、社会に衝撃を与えた。暴行容疑で告発された看護師ら5人が逮捕起訴される刑事事件となり、その後の取材で、虐待や暴行だけでなく、行われていた「不適切な医療」も発覚した[*13]。また、滝山病院は人工透析を行っており、精神疾患がある低所得の患者に慢性の透析治療が必要になった時、福祉事務所が、行き場のない患者の受入れ先として滝山病院を「利用していた」ことも暴露された。受け入れ先が限られる患者を受けてくれる滝山病院を、悪い噂があっても「行政は見て見ぬふり」をした。

　この滝山病院の事件は特殊な事例であったのか――。根拠不明な診断を付し血栓溶解剤を大量に投与するなど、滝山病院で行われた「不適切な医療」は、2001年に40人以上の患者の不審死が発覚し、保険医資格をはく奪された「朝倉病院」の院長が、滝山病院の院長に就任し同様の行為を繰り返していた点は、突出した異常さであったかもしれない。しかし、その院長の下で医療スタッフにより繰り返された患者虐待は、滝山病院に限ったものではない。2020年3月の神戸市西区「神出病院」、2022年12月の静岡

---

*13　NHK web特集『追跡「滝山病院事件」"不可解な医療"も精神科病院で何が？』
　　朝日新聞デジタル『父の背中に開いた穴　「真実知りたい」遺族の思い　滝山病院暴行事件』

県沼津市「ふれあい沼津ホスピタル」と同系列の「ふれあい南伊豆ホスピタル」、2023年6月の北海道新ひだか町「石井病院」など、患者への暴行や虐待は繰り返し明らかになっている。厚労省の調査で、全国の精神科病院で虐待が疑われる事案は2019年度までの5年間に自治体が把握したものだけで72件に上ったと朝日新聞が報じた。それも氷山の一角に過ぎない。

　このように繰り返される患者虐待は、精神科入院医療の現場に「構造的問題」があることを示している。それは、強制入院や隔離・拘束が日常である日本の精神科医療の在り方と無関係ではないと思われる。身体拘束は、2003年の5109件から2017年には1万2000件を超え、2022年も1万903件と高止まりし、そのうち9527件は医療保護入院で、全体の9割近くを占めている。精神保健指定医が入院が必要と判断し、本人が同意せず、家族同意で入院が強制され、意に反する入院に抵抗する患者に安易に拘束が行われてはいないか。長期の拘束は身体の衰弱を招き命に関わる場合もある。拘束が原因で死亡し訴訟となった事例も少なくない。拘束は「患者やスタッフの安全のため」と言うが「それは本当か？」と自らに問い、2023年10月に「もう拘束はやめたい」と、精神科病院に勤務する看護師たちが「拘束ありき」の実態を告発している。

　精神保健福祉法は、第36条で患者の行動制限を条件付きで認め、第37条に基づく患者処遇に関する基準により隔離・拘束の要件（切迫性・非代替性・一時性）や実施に必要な手続き等を定めている。しかし、実際には、そうした要件や手続きが杜撰に扱われ、人権侵害が決して非日常でないことは、強制入院や隔離・拘束をめぐる裁判等でも繰り返し明らかにされてきた。安易な隔離・拘束の背景に、少ない人員配置と低い診療報酬の下での精神科医療従事者の劣悪な賃金・労働条件の問題が指摘され、また、

昭和30年代に林立した単科精神病院は、設備が古く汚く、郊外の山間にあり、密室性が高く、地域社会の目が届かない等も、虐待が起きやすい要因とされる。

　神出病院事件をきっかけに、患者虐待の通報を義務付け、地域移行を促進する方向で精神保健福祉法が改正され、都道府県の監督・指導なども強化される。しかし、患者虐待を誘引する構造的問題は手付かずである。低い診療報酬で少ない人員配置とされ、少ない人員故に安易な隔離・拘束が日常化し、人権侵害への感覚麻痺に蝕まれる。こうした構造の転換こそ必要である。命と人権を守る治療・療養の場から虐待を根絶することなしに、社会に構造化された精神障害者への差別・偏見は無くならない。

(3)社会に潜む障害者差別

　2017年12月と2018年3月に、大阪府寝屋川市と兵庫県三田市で、相次いで、児童期に精神障害を患った子供を、家族が自宅で長年にわたり監禁していたことが発覚した。法制度上は廃止された私宅監置である。いずれの事件も、障害を持つ子供を親が自宅に監禁し、寝屋川の事件では監禁された長女は死亡し、三田の事件では監禁された長男の体には重い障害が残った。

　これらの事件を受けて、精神障害者家族会の全国精神保健福祉会連合会（「みんなねっと」）は、2018年4月に「見解」を発表し、「家族に精神疾患を患う人がいることを隠そうとする風潮は、改善されてきたとはいえ根強く残されています」「社会からの孤立・情報からの孤立・支援からの孤立という主に3つの問題点を背景として、精神疾患のある人のいる家族は自宅で看護するしかない状態に追い込まれています。諸外国に比べ医療アクセス改革は大きく遅れているため、精神保健医療、福祉の改革が強く望まれます」と訴えた。精神障害を持つ人と暮らす家族の苦悩は、監置法

時代から今に至るまで法制度上維持された「精神病者は強制的に隔離・収容すべき存在」という精神障害者観と、その社会防衛思想を基幹とする精神保健・医療・福祉ゆえの制度の貧しさに起因するところが大きいであろう。社会保障給付費のうち福祉分野の支出は、対GDP比で日本4.6%に対し、イギリス8.7%、フランス8.3%、ドイツ8.0%、スウェーデン12.3%と、日本は欧州諸国を大きく下回わる[*14]。この低福祉の実態も、隔離収容型の医療政策と共に乗り越えられなければならない壁である。

　障害者を社会から排除しようとする思想が、最も凄惨な事件として突き付けられたのは、2016年の相模原障害者施設殺傷事件であろう。入所者19人を殺害した植松聖死刑囚（2020年3月横浜地裁判決確定）は、「重度障害者は生きていても仕方がないので、安楽死させた方が良い」と供述した。植松死刑囚の犯行と言動は、ナチスによる優生思想に基づく20万人もの精神・知的障害者抹殺という歴史的残虐行為を想起させ、後に植松本人もその影響を自ら述懐した。

　この相模原事件について、東京大学先端科学技術研究センター教授の福島智氏は、「ヘイトクライム（憎悪犯罪）」と「優生思想」が絡み合い、命を奪う「生物的殺人」と、人間としての尊厳を否定した「実存的殺人」という「二重の殺人」だと評した。そして、優生思想はナチスだけの問題ではなく、日本でも「優生保護法」が制定され、法の改廃後も「出生前診断」による堕胎に見るように、その思想は社会に根深く浸透していると指摘した。さらに、植松死刑囚が語る、重度障害者の存在は活発な経済活動や経済成長にとってマイナスになる、だから抹殺するのだ、という犯行動機やその思考は、経済活動を何より優先させ、人間の価値の優劣

＊14　「社会保障制度等の国際比較について」第3回上手な医療のかかり方を広めるための懇談会 H30.11.12 参考資料3

を、物やサービスの生産能力や生産効率で決める今の日本社会の風潮と無関係でないとも指摘した。

　本稿の主題であるコロナ禍の下での精神科病院における「留め置き死」が、感染症パンデミックに脆弱な保健医療体制の「犠牲」であっただけでなく、そのひっ迫した医療状況のなかで行われた「命の選別」の結果であったなら、その「選別」の現場で行われた順位付において「精神科病院の入院患者は転院不可」とする判定を決定づけたものは、このような価値観に基づき「選別」し「排除」する現代社会の論理と無縁ではないであろう。その判断を行った行政システムのなかに（あるいは、そこに携わった人の思想や価値観、思考のなかに）、このような価値判断があったのではないか。福島氏は、「障害者の生存を軽視・否定する思想とは、すなわち障害の有無にかかわらず、すべての人の生存を軽視・否定する思想なのである」と指摘しているが、精神科病院における「留め置き死」に関わって、通奏低音のように流れるこうした思想を根底から顧みることが強く求められる。

3. コロナ禍が浮き彫りにした精神医療の課題

　日精協は、2021年9月の会見で、「精神疾患の治療に特化している精神科病院では感染症に対する専門的な治療には限界がある」と告白した。精神科病院で感染が広がった際、現場はどのような状況にあったのか、そして、コロナ禍が浮き彫りにした精神医療の課題とは何か。

　2021年7月に放映されたNHKのETV特集「ドキュメント　精神科病院×新型コロナ」では、東京都内の民間精神病院で大規模なクラスターが発生し、コロナ専用病棟を設置した都立松沢病院で重症患者を受け入れる様子が伝えられた。松沢病院に搬送され

てくる重症患者のなかには、基本的な身体ケアが行われていない患者が目立ち、なかには、骨に達する重度の褥瘡がある患者もいた。取材に応えた斎藤正彦院長（当時）は、「多くの地域の精神科の病院で、身体に病気が起こったときに患者さんが受ける治療は、精神に障害がない人が受けている治療より明らかに劣っている。僕らは、精神に障害があっても、一般の人が受けられる治療は受けられるようにしようと。それが患者さんの人権を守るための第一歩だと」と述べた。また、番組では、大規模クラスターが発生した民間の精神単科病院で、経営維持のため病棟は常にほぼ満床で、感染者と非感染者が分けられず感染拡大をまねいた実態や、大部屋に患者を押し込めてカギをかけ、室内中央に仕切りなしでポータブル・トイレを置くなど、プライバシー・ゼロの状況で強制隔離した事例と、それに対し、形ばかりの指導で患者の様子を見もしない保健所の問題も取り上げられた。

　こうした調査報道がコロナ禍の下での精神科病院の実態の一部を明らかにし、保健所の対応の問題も暴露している。また、第5波の時点で230人を超える患者が転院できず精神科病院で死亡したという日精協の調査もある。これらを真摯に受け止め、国や自治体は、同様の事態を繰り返さないため、そのとき何がおこっていたのか、行政の責任で実態を調査し問題を明らかにすべきである。

　新型コロナに関わらず、精神疾患のある患者の身体合併症の入院受入を忌避する傾向は、一般科の病院に少なからずある現実であろう。そもそも一般患者に余裕をもって十分な看護が提供できるほどのゆとりがない上、精神疾患に対応する機能、専門スタッフの配置や知識や経験の蓄積もない、という実態にある故かもしれない。しかし、もしそうであるなら、身体合併症のある精神障害者に対応した医療体制を構築してこなかった、国や自治体にこ

そ責任がある。滝山病院の事件で改めてクローズアップされた、精神障害のある患者の慢性的な身体合併症に長期にわたって対応できる医療体制や、新型コロナのような新興感染症への感染にも十分に対処できる診療体制を確立することが求められる。精神疾患があるゆえに、他の一般患者が受けられる医療よりも明らかに劣っている、と指摘されるような実態は、平時においても、感染症有事においても無くさなければならない。その事を目標に掲げ、医療体制を再構築することが必要である。

参考文献

後藤基行「戦前期日本における私立病院の発展と公費監置―『精神病者監護法』『精神病院法』下の病床供給システム―」『社会経済史学』78巻 3号 p.379-402（2012年11月）

後藤基行、安藤道人「精神衛生法下における同意入院・医療保護入院の研究―神奈川県公立公文書館肖像―次行政文書の分析」『季刊家計経済研究』2015.10 No.108

井上新平「精神医療の動向」『公衆衛生研究』第47巻第2号（1998年6月）

福島智「相模原障害者施設殺傷事件に潜む『選別』と『排除』の論理」『生きたかった――相模原障害者殺傷事件が問いかけるもの』藤井克徳・池上洋通・石川満・井上英夫編、大月書店、2016年

宗澤忠雄「精神衛生法のゾンビ」『けあサポ／宗澤忠雄の福祉の世界に夢みつつ』2023年9月4日
https://www.caresapo.jp/senmon/blog-munesawa/110981

藤井克徳、田中秀樹『わが国に生まれた不幸を重ねないために―精神障害者施策の問題点と改革への道しるべ』萌文社、2004年

第 4 章

急性期病院と新型コロナ留め置き問題

吉中丈志
（京都府保険医協会理事）

新型コロナ感染はいまだ収束していない。第8波を経た現在では対策は5類感染症の位置づけである。疾患の重症度などは相当に高く不確実性がある中で季節性インフルエンザと同じ扱いになった。社会経済活動が回復し政府の政策も通常に戻ってきたが、コロナ禍で明らかになった課題の多くが残されたままである。より良い未来のために解決の道筋をつけなくてはいけないと考える。

　コロナ禍では格差や貧困などの社会の矛盾が鮮明な形で明らかになった。社会的弱者の拠り所になることが期待された医療・介護が危機に瀕して脆弱さが明らかになり、守られるべき人々が排除されてしまう事例が発生した。新型コロナ留め置き問題はそのひとつである。介護保険制度が始まって20年以上経過した。高齢化社会はすでに現実のものであり、医療・介護は解決が必要なことを多々抱えたまま人生百年時代に突入している。日本の急性期病院は高齢化社会に対応できるのか、これが本章の問題意識である。

1. 京都府の診療・検査・医療提供体制

　新型コロナに対する医療提供は感染症法に基づいて行われてきた。感染防止と適切な医療の提供の二つが同法の主旨である。感染者を診断して治療する通常の医療とは異なり、感染防止も医療もすべて保健所のコントロール下に置かれた。京都府の診療・検査・医療提供体制（2022年8月。以下のデータも同様）を図①に示す。

　京都府には診療検査医療機関（発熱外来）が1074カ所あり、陽性の患者はすべて保健所に届けられる。重症度に応じて入院適応を判断して977床の病院病床に振り分けるが、保健所に代わって入院医療コントロールセンター（京都府の独自施策）がこの振

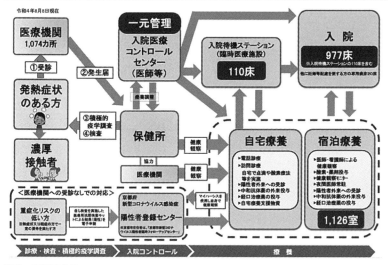

図① 京都府の診療・検査・医療体制

令和4年8月6日現在

医療機関
1,074カ所

①受診
②発生届

発熱症状
のある方

濃厚
接触者

一元管理
入院医療
コントロール
センター
（医師等）

③積極的
疫学調査
④検査

保健所

協力

医療機関

療養調整

入院待機ステーション
（臨時医療施設）
110床

入院

977床
※入院待機ステーションの110床を含む
他に妊婦等配慮を要する方の専用病床20床

健康
観察

健康
観察

自宅療養
▶電話診療
▶訪問診療
自宅で点滴や酸素療法
等を実施
▶陽性者外来への受診
▶中和抗体薬の外来投与
▶経口治療薬の投与
▶自宅療養支援物資

宿泊療養
▶医師・看護師による
健康観察
▶酸素・薬剤投与
▶健康観察モニター
▶夜間医師常駐
▶陽性者外来への受診
▶中和抗体薬の外来投与
▶経口治療薬の投与

1,126室

マイハーシスを
使用し自身で
健康管理

＜医療機関への受診なしでの対応＞

重症化リスクの
低い方
※重症化又は増悪の恐れのある方で一定の資件を満たした方

自ら検査を実施した
医療用抗原検査キッ
トによる結果（陽性）を
電子申請

京都府
新型コロナウイルス感染症
陽性者登録センター
※非常事態宣言時に機能した新型コロナ
ウイルス陽性者登録フォローアップセンター」

診療・検査・積極的疫学調査　　入院コントロール　　療養

出典：京都府 HP

り分けをおこなった。通常医療とは異なりこうした行政の指示が
受診や入院の要件になり、相互の情報提供や指示の伝達といった
コミュニケーションが複雑化した。このため医療者も患者も戸惑
いが大きかった。

　病床ひっ迫の経験を踏まえて入院待機ステーション（110床）
が設置されたが、実質的にはほとんど運用されなかった。当初か
ら軽症者は宿泊療養、無症状者は自宅療養とされたが、医療がひっ
迫すると、厚労省の新型コロナ診療ガイドラインに準拠した入院
適応者であっても入院が困難になった。高齢者や介護施設入所中
の感染者が入院できずに施設に留め置かれる事態が目立つように
なった。第6波以降感染が大幅に拡大にして高齢者の死亡数が増
えた。開業医や施設医から呼吸状態が悪くても入院させてくれな
いという声が保険医協会に寄せられるようになったのもこの頃か
らである。入院の判断に際してDNARの有無が問い返される事

例が発生し、誰が入院可否の判断をしているのか不明な部分も
あって、当事者から年齢差別ではないかという声が上がるように
なった。最前線の医療従事者は目の前の患者の入院先が確保でき
ず、医療資源が足りないためにトリアージに直面せざるを得ず少
なからず苦悩した。

2. 京都保健会の新型コロナ対応

　公益社団法人京都保健会（以下、京都保健会）は1955年に設
立され、「地域における医療、介護・福祉、保健予防サービスを
提供し、社会医学的研究を行い、国民の健康で文化的な生活の増
進に寄与する」という理念を掲げている。概要を図②に示す。京
都型の地域医療・包括ケアを支援することを目標にかかげ、医療
や介護サービスの提供（専門職の育成を含む）と地域連携による
まちづくりを事業の二つの柱に位置付けている。具体的には、①
地域医療と地域包括ケアおよび健康づくり、②京都らしい保健・
医療・介護サービスの研究・開発と発信、③まちづくり・地域経
済に対する貢献、④医療を変えていく人材育成、の四点である。
　3病院、14診療所、28介護事業所と看護学校を運営しており、
社会健康医学福祉研究所を付置している。全事業所が全日本民主
医療機関連合会に加盟している。職員数（常勤換算）は2024年
3月現在、医師160名、看護師621名、他780名、計1561名である。
医療、介護を提供する京都府下でも規模が大きい法人である。
　新型コロナに対して、入院治療、外来や在宅での診療、介護な
どのケア、ワクチン接種などに取り組んできた。保健所業務のひっ
迫を受け健康観察業務も依頼されることになり、看護師がこれに
当たってきた。また、訪問診療は診療所や訪問看護ステーション
で実施した。

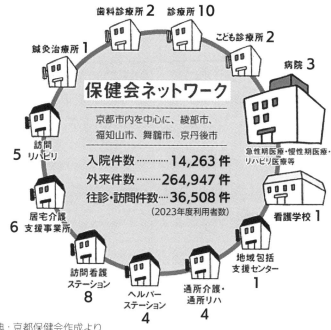

図② 公益社団法人京都保健会の概要

・下記の他に「社会健康医学福祉研究所」併設
・職員数（常勤換算）
　医師160人、看護師621人、他780人　計1,561人

歯科診療所 2　診療所 10

鍼灸治療所 1

こども診療所 2

病院 3

保健会ネットワーク

京都市内を中心に、綾部市、
福知山市、舞鶴市、京丹後市

急性期医療・慢性期医療・
リハビリ医療等

訪問
リハビリ
5

入院件数 ……… 14,263件
外来件数 ……… 264,947件
往診・訪問件数 … 36,508件
（2023年度利用者数）

看護学校 1

居宅介護
支援事業所
6

訪問看護
ステーション
8

ヘルパー
ステーション
4

通所介護・
通所リハ
4

地域包括
支援センター
1

出典：京都保健会作成より

　困難にあっても「とにかく診る、援助する、何とかする」とい
う姿勢を貫いた。当初、地域・社会から感謝・激励の声が届けら
れ職員は大いに励まされ、今後の医療の変革につながる経験だと
受け止めることができた。医療の逼迫によって潮目が変わった。
入院できずに亡くなるケースが相次いで報道され職員への厳しい
風当たりも経験された。

3. 京都民医連中央病院のコロナ対応

　京都保健会の基幹病院である京都民医連中央病院（411床、以下「中央病院」）は2019年11月に、それまでの京都市中京区から右京区にリニューアル移転（写真上）したばかりであった。感染対策を念頭に置いて設計にしたため、感染防護のインフラが整った環境下で診療に当たることができた。

　医師や看護師などの感染制御チームの指示に基づいて医療を提供した。入院では二つの病棟をコロナ対応病棟に転換し、感染防護のために27床の運用とした（写真中）。ECMOは備えていないが人工呼吸器対応はハイケアユニットで行った。軽症者は当該病棟内のフリースペースを使うことができたので、コロナの患者は良好な療養環境で治療を受けることが出来た。スタッフにとっても感染リスク軽減につながりストレスの緩和に役立った。コロナ対応病棟では重症度・看護必要度が圧倒的に高くなり配置する看護師を多数必要とした。看護師の感染もあり、病棟運用上看護体制は余裕がない状態が続いた。

　2023年10月までの月別延入院患者数（枠内はコロナ病床数）とPCR検査の実施件数（濃い色は陽性数）はグラフ（図③）のようになっている。入院患者数は1412名、延べで1万2426名であった。入院患者数の推移は流行の各波に対応している。PCR検査は1万898件実施し陽性は3876件（陽性率35.6%）であった。

　当初から発熱外来を運用した。大学との連携によって自前のPCR検査体制を備えることができ診断の早期確定が可能になった。中央病院が属する地区医師会（右京医師会）は、各医院での発熱外来の取り組みをwebで交流するなど積極的に新型コロナ

新築移転した京都民医連中央病院の発熱外来とコロナ専用病棟

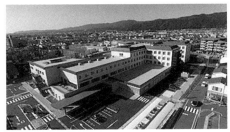

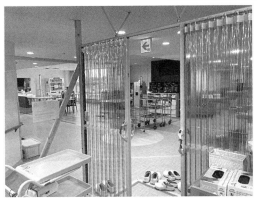

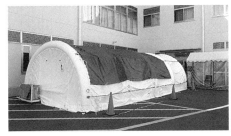

対応を行い、中央病院の敷地に設置した発熱外来（写真下）にも
出務した。病院医師の発熱外来対応負担が軽減され入院や救急に
専念できた。病院の感染症専門医は診療データをまとめて新型コ
ロナ診断のスコア表を作成して地区医師会に提供した。また、
COVID-19感染症地域連携パスを作って地域ぐるみの診療を支援
した。

図③ 京都民医連中央病院の新型コロナ入院数、PCR 検査数

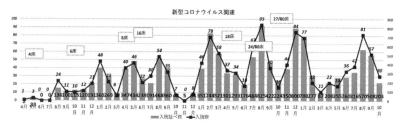

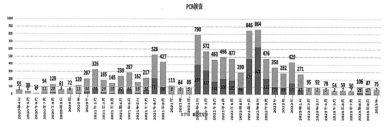

出典 : 京都保健会

　通常医療では、直後からICTを使った面会の工夫を行った。特に緩和ケア病棟では有用であった。また京都府の人口の６％を占める外国人の受診やワクチン接種支援を積極的に発信しながら実施した。コロナ禍では様々な日常活動の制限があったため、リハビリテーションスタッフを中心に廃用障害防止のためのストレッチや運動の仕方をwebで発信した。新型コロナに関する正しい情報の発信、啓発にも取り組んできた。また、ワクチン接種や施設療養には病院医師が積極的に出務した。生活困難者に対する生活相談には積極的に取り組み、地域の人々と協力して食材支援などの活動を行った（図④）。

　病院をはじめとする医療機関、介護事業所の新型コロナ対応は多彩であった。直接の新型コロナ診療だけではないことにも注目してほしい。新型コロナ対策は医療機関の使命であると考え、事

病院のコロナ
対応は多彩。

接種予約の
管理　　　接種会場で
　　　　　受付管理・撮

新型コロナワクチン接種
予約・受付システム

新型コロナワクチン
予約・受付システム

・面会の工夫　緩和
ケア病棟など
・外国人への支援

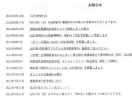

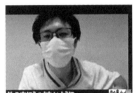

業収入が減少することを覚悟のうえで最大限の対応を行った。医療従事者は感染の不安に押しつぶされそうになりながら、これまで培ってきた感染対策の基本に依拠し、新型コロナの特性に応じた対策を習得して、最善を果たそうと努力した。強いストレスを受けながらも達成感も感じてきたというのが現実である。

4. 第6波で顕在化した高齢者留め置き問題

　新型コロナは2020年以降感染の波を繰り返してきた。わが国では5類感染症に引き下げられるまでに8回の波が認められている。各時期の1日ごとの死亡者数をグラフにすると図⑤のようになる。

　2022年の第6波以降、オミクロン株が主流の感染になり死亡者数が増えた。特に、第8波では、2022年12月からの1カ月半でおよそ1万3000人が亡くなった。コロナ禍の3年間で亡くなった人のうち5人に1人がこの時期に集中している。死亡者が増えた要因は、感染者数が大幅に増加し、とりわけ高齢者の感染が増

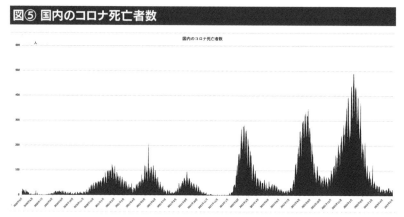

出典：厚生労働省ホームページ「データからわかる－新型コロナウイルス感染症情報－・
死亡者数の推移（オープンデータ）」より作成

えたことである。

　2021年12月1日〜2023年5月7日までに厚労省に報告された
死亡例5,573例を検討した感染症研究所の報告（新型コロナウイ
ルス感染症死亡例の疫学像と死因，重症化に関連する因子の検討
IASR Vol.44 p106-107：2023年7月号）では、70歳以上が死亡例
の約9割を占めていた（図⑥）。

　各波にみられる新型コロナの感染の消長はハンマー・アンド・
ダンス（Hammer and Dance）と表現された。単なる自然現象で
はないことを表した言葉だ。「ハンマー」は感染者を減らす施策
のことで、欧米で実施されたロックダウン（都市封鎖）は強力な
ハンマーに例えられる。「ダンス」とは急激な感染拡大が弱まっ
て感染者数が上下する時期に、感染防止と経済活動のバランスを
取る施策を指す。第6波以降の各波の流行曲線や死亡者数には、
主流となったオミクロン株の特徴に加えて新型コロナ施策が反映
していることを念頭に置くことが重要である。

　高齢者の感染拡大の背景は、年末年始の帰省や医療・介護諸施

図⑥ 新型コロナウイルス感染症重症例および死亡例の疫学像と死因、重症化に関連する因子

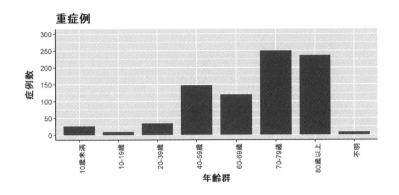

重症例

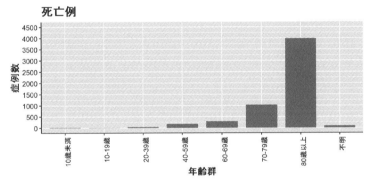

死亡例

出典：国立感染症研究所感染症疫学センター第六室 新型コロナウイルス感染症対策本部

設でのクラスター発生などが影響していたとされた。また、2022年秋以降、感染者の全数把握が簡略化されたため、検査で陽性が判明しても自分で登録しないケースもあり、実際の感染者数は報告された数よりも多かったとも推定されている。

　新型コロナ禍で起きた留め置き問題は第6波以降の感染拡大と高齢者の死亡数の増加によって広く社会問題化したと言える。

5. 新型コロナ初期から問われた高齢者医療

　では、医療提供体制はどうだったのかを振り返ってみたい。政府のアドバイザリーボードに提出された「大阪府の病床利用率」のデータが図⑦である。1波から8波の時期の新規感染者数に重症病床と軽症中等症病床の病床利用率を重ねたグラフである。右側に病床利用率が％で示されている。第4波までは重症病床利用率が100％を超える時期がみられ、第5波、第6波では軽症中等症病床利用率が100％を超えていたことがわかる。第7波、第8波では新規陽性者数が増加しても重症、軽症中等症ともに病床利用率は低下していた。

　注目すべきは新型コロナ当初から重症病床利用率は100％を超えていて病床がひっ迫していたことである。データはないものの軽症中等症病床もひっ迫していた可能性が高い。高齢者に対する医療提供は新型コロナの当初から大きな危機にさらされていたのではないかと推測される。

　高齢者への医療提供が制限される事態が明らかになったのは、感染爆発に見舞われたイタリアである。2020年3月18日のニューイングランド・ジャーナル・オブ・メディシン（NEJM）は感染拡大が深刻なイタリア北部の病院医師の「誰を死なせ誰を生かすべきか、私たちは決めなければならない」という苦悩の声を伝えた。限られた医療資源を最大限に活用するため、回復する可能性が高い患者の治療を優先せざるを得ず、災害など非常事態にとられるトリアージに直面したのである。重症の肺炎患者の治療には人工呼吸器が不可欠だが、装置が足らないため長期使用が予測される場合には、高齢者への装着をためらわざるを得ないといった事態に追い込まれた。

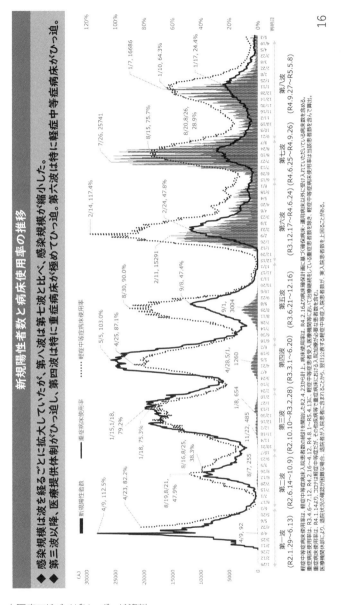

図⑦ 新型コロナウイルス感染症に係る実績等（第8波まで）

新規陽性者数と病床使用率の推移

◆ 感染規模は波を経るごとに拡大していたが、第八波は第七波と比べ、感染規模が縮小した。
◆ 第三波以降、医療提供体制がひっ迫し、第四波は特に重症中等症病床が極めてひっ迫。第六波は特に軽症中等症病床がひっ迫。

出典：大阪府アドバイザリーボード資料

人工呼吸器不足に対して次のような批判があった。イタリアの医療水準は高かったが、財政赤字と巨額累積債務を減らすために医療費が標的になり、効率化の方針に沿って病院統廃合と病床削減が推進されてきた。病床数は25％減少し急性期の病床も例外ではなかった。早期退職と給与削減を進めた結果、医師は好待遇が得られる民間病院の人気診療科に偏ったり海外に流出したりして、医師不足も引き起こした。同国保健省の助言機関GIMBE財団代表のカルタベロッタ氏は「歴代の政権は、医療システムをぼろぼろにしてきた」として医療政策に問題があったと指摘した。（東京新聞2020年3月27日）

　死亡率や重症化率が高かった新型コロナの初期から病床や人工呼吸器の不足が起き、医療現場に深刻な倫理的問題が発生していた。高齢者差別（エイジズム）はその代表的なものであったことがわかる。

6. 急性期病院における高齢者に対する 医療機能の欠落

　イタリアと似た政策は日本でも進められてきた。2013年の社会保障制度改革国民会議報告は、「日本は、今や世界一の高齢国家であるにもかかわらず、医療システムはそうした姿に変わっていない」として、「病院完結型」から「地域完結型」の医療や介護へ転換するという方針を打ち出した。

　報告書では「急性期医療を中心に人的・物的資源を集中投入し、入院期間を減らして早期の家庭復帰・社会復帰を実現する」としたが、急性期医療における入院日数の短縮だけが強調されてきたため、新型コロナに際して高齢者対応の困難さが噴出したという側面を見逃してはならない。

　急性期から亜急性期、回復期等まで、患者は状態に見合った病

床でその状態にふさわしい医療を受けることが必要である。ところが、急性期医療では入院期間を減らして早期退院をめざすことが強制され、入院が長期になると診療報酬が逓減された。一番川上の急性期病院では、高齢者の家庭復帰・社会復帰に必要な、栄養、口腔ケア、リハビリテーションなどの高齢者に不可欠な医療、すなわち高齢者医療機能を備えることよりも、早期の退院自体が優先されるようになった。

　在宅復帰・社会復帰をめざし、受け皿となる地域の病床や在宅医療・在宅介護につなげていく最初のステップが急性期病院だが、そこでの高齢者医療機能の欠落を招いたのである。

　厚生労働省は、新しい医療・介護制度を川の流れに例えて、川上から川下までの提供者間のネットワーク化によって患者の流れをつなごうとした。実際には経済財政一体化改革により病床削減が強行され、必要な医師数確保が無視された。地域医療構想や医師偏在対策によって医療提供体制から余力が奪われてしまった。新型インフルエンザ（2009年）の教訓を汲んだ感染症対策の充実は行われず、感染症や集中治療の専門医の充足は行われなかったのである。留め置き問題には、病床不足とエイジズムが関連しているが、川上の急性期病院における高齢者医療機能の欠落も深く関与していると考える。

　患者の病気を治療しQOLを維持していくためには、起点となる急性期病院で質の高い高齢者医療を実現しなければならない。集中治療室や手術直後からのリハビリテーションなどを想起すれば、その重要性は明らかだ。周術期合併症の防止などもその典型である。急性期から高齢者に対する質の高い医療提供をそなえるべきだが、診療報酬をはじめとしてこの点が政策に欠落していたのだ。

　新型コロナでは第6波が過ぎてようやくこのことの重要性が議

論の俎上に上ってきた。アドバイザリーボード（2022年4月13日）には日本リハビリテーション医学会が、「コロナ医療においても、急性期からリハビリテーション医療を理解した医師が診察し、感染対策を指導された療法士がリハビリテーション治療を行えば、運動機能の低下は防げる」、「コロナ患者に対するリハビリテーション治療では急性期からの座位・立位訓練と運動療法が必須である」などの意見を出した。新型コロナにおいても通常の医療と同じく、急性期医療からリハビリテーションが必須であることを強調したものだ。通常の急性期医療においても、とりわけ高齢者にとっては当たり前のことだ。

　高齢者に対する医療機能は医療の質の課題である。医療の質については米国医学研究所がいち早く取り上げた。「谷間を越えて21世紀システムへ」（2000年）では、医療の「安全性、有効性、患者中心志向、適時性、効率性、公正性」の6項目をあげて改善目標を立て、政府の予算措置が必要であることを明確にしたものだ。日本学術会議の機関誌である『学術の動向』（2000年2月）で紹介されて久しい。しかし、今に至るまで自公政権が医療の質を顧みることはなく、急性期病院における高齢者医療機能の欠落を助長してしまったのである。

　注）2024年度の診療報酬改定では急性期病床におけるリハビリテーション、栄養管理、口腔ケアに点数がついて、急性期医療における高齢者医療の質向上に目が向けられた。

7. 高齢者医療機能を高めた急性期病院

　京都民医連中央病院は「われわれは、患者の立場に立って、親切でよい診療を行い、力をあわせて地域のひとびとの生命と健康を守る」ことを使命に掲げて活動してきた。三つの理念（①安全

安心の医療　②患者様本位の医療　③開かれた医療）を定め、これを実現するために「京都市西北部で地域医療を担い包括ケアを支援する民医連立の急性期・教育病院」を経営ビジョンにして医療機能の整備拡充を進めてきた。2019年のリニューアルによって、質の高い地域医療の飛躍をめざして新たな一歩を踏みした。特に「開かれた医療」を思い切って進め、地域の開業医や病院に施設を共同で使ってもらえるよう努力し、2023年には紹介受診重点医療機関に位置づけられた。地域での連携や共同を進めることによって、24時間365日、わけへだてない医療や介護を実現し、高齢化の時代にあって、高齢者へ質の高い医療を提供したいと考えている。

　地域完結型の医療を支援するために急性期中心の入院機能と共に回復期の機能をあわせもつ病棟構成とした。京都府がん診療推進病院として緩和ケア病棟や化学療法外来を拡充し、地域の中で完結できる重症治療（ICU）や災害支援の範囲を拡大できる設備を備えた。救急、専門、紹介を中心にした地域の外来診療を担い、透析、神経難病、大腸肛門、リハビリ、産婦人科、乳腺などの特色ある機能を発揮できる体制を整えた。これらはすべて高齢者医療機能を高める一貫である。

　地域包括ケアと在宅医療は地域の重要課題であることから、入院医療の質の向上や地域医療支援のために、泌尿器科、耳鼻科、口腔外科などを強化した。また、リハビリ機能の強化を重視し、筋骨格、脳血管、心臓大血管、呼吸器、がん、障害、小児などあらゆる分野のリハビリテーションに、急性期、回復期、維持期の各ステージにおいて取り組んできた。京都府最初の老人看護専門看護師の育成や数多くの認定看護師の育成を行ってきた。精神科医が加わったリエゾンチームが病棟でのせん妄など、高齢者対応を支援した。質の高いリハビリテーションをめざし、急性期、回

復期、維持期のリハビリテーションに取り組み、地域のリハビリ連携も重視している。高齢者医療のマインドをもつ医師、看護、セラピストなどの専門職種の育成にも力を入れている。介護や福祉医療にワンストップで対応できるよう外来を含めた窓口機能を一本化した。

　同時に、在宅医療や介護サービスについては病院が直接これらのサービス提供を行うのではなく、緊急対応や在宅支援などを重視した地域包括ケア病棟を設置して、地域支援・連携を広げる条件を整えた。

　一方で、少子化が進む中で子育て支援を重視し、小児科、産婦人科とともに女性外来の強化を行った。保健センターなど行政とも連携して「健康日本21」の推進に取り組む方針である。WHOが推進しているHPH（Health Promoting Hospitals & Health Services　健康増進活動）の拠点となり、医療介護関係者や住民との協働にも取り組んでいる。

　地域から世界へ発信する観点から、国際交流についても重視している。韓国のグリーン病院（ソウル）との姉妹提携、ベトナムのフエ中央病院との相互支援協定を締結し、医学と医療の交流にとどまらず、在日外国人の医療にも力を入れてきた。

　高齢化が進む時代にあって、京都民医連中央病院がめざしてきた「地域医療・包括ケアを支援する急性期・教育病院」は、高齢者が質の高い医療を受けられる急性期病院の創造に、職員と地域の人々が協力して取り組んできた歩みであり、現在なお進行中である。

　倫理委員会ではDNARのガイドライン（2009年）や終末期の苦痛緩和を目的としたセデーションに関するガイドライン（2005年）など、高齢者医療にもかかわりが深い倫理的な検討を行い、学習の機会を広げ医療現場を支援してきた。

8. 医療提供体制を確保する国と政治の責任

　留め置き問題が深刻化しつつあった2022年6月に、それまでの政府の新型コロナ対策を総括する文書、「新型コロナウイルス感染症へのこれまでの取組を踏まえた次の感染症危機に向けた中長期的な課題について」（新型コロナウイルス感染症対応に関する有識者会議2022年6月15日）が出された。4月28日に内閣官房が急遽設置したものである。5月11日に初会合を開き5回の会合を経て1カ月余りで取りまとめた。「政府の取組を客観的に振り返り、現段階で課題を整理しておくことは、次の感染症危機に向けた政府の対応の礎になると考えられる」としているが、あまりにも短期間で限られた議論しかされておらず拙速である。医療界も含めて幅広く意見を聴取し政策を振り返った形跡はない。

　第5波まで「自宅や宿泊療養施設で容体を悪化させる患者や、救急搬送が困難な事例があり、都道府県の構築した保健・医療提供体制の実効性が問われる地域があった」が、政府はコロナ病床の確保を行い「国民が必要な医療を受けられるよう」したと評価している。第6波で社会問題化した留め置き問題に関連する記載は見当たらない。「コロナ禍にあって死亡者全体を増やさなかったということができる」という評価も適当ではない。「保健所や自宅・施設で療養する方の健康観察・医療など危機時に弱いところに負荷がかかった」とはいうものの、全体的にうまくいったのだから例外的な犠牲には目をつぶれという態度だ。患者や国民、留め置きの犠牲になった個人の目線が欠けている。

　また、医療提供体制については「新型インフルエンザ等対策特別措置法」（以下、措置法）の病床確保計画に触れるものの、感染症法の予防計画や医療法の医療計画との連携、実際の運用に問

題があったという総括である。措置法の前提になった新型インフルエンザ（A/H1N1）対策総括会議報告書（2010年6月10日）では、医療体制の見直しや検討、事前準備について、「国が基本的な方針、考え方を示したうえで、都道府県ごとに地域の実情を踏まえ、必要となる医療提供体制について検討を進めるべきである。また、国は、これに対する必要な支援を行うべきである。具体的には、医療スタッフ等の確保、ハイリスク者を受入れる専門の医療機関の設備、陰圧病床等の施設整備などの院内感染対策等のために必要な財政支援を行う必要がある」と提言している。大幅な政策の転換を提起していたに等しいが、有識者会議はこれを運用の問題にすり替えている。

有識者会議の6カ月後にアドバイザリーボードに出された「新型コロナウイルス感染症の特徴と中・長期的リスクの考え方」（押谷仁・鈴木基・西浦博・脇田隆　2022年12月14日）では逆に現実的で厳しい評価を下している。第6波・第7波では報告されている新型コロナの死亡者数を大きく超える顕著な超過死亡が観察されていることに注目し、医療のひっ迫や循環器系などの合併症による死亡がその要因である可能性があると考察し、「さらに超過死亡関する解析をする必要がある」と指摘した。

医療ひっ迫の回避には難しい課題であるとしつつ、「COVID19の流行以前から日本の医療はぎりぎりの状態」にあったため「報告数だけでも1カ月に600万人を超える確定感染者と7000人を超える死者（いずれも2022年8月のデータ）を生むような感染症が新たに加われば医療ひっ迫が起きることは当然である」と振り返り、「対応できる医療機関を拡充していくことは今後も必要」であるとした。治療薬の開発を含めて「日本の医療体制のあり方そのものを根本的に考え直すことも必要」と述べた見識には敬意を表したい。きちんとした評価、総括に基づいて総合的な施

策、言い換えれば政策の転換を求める勇気ある発言である。

　こうした議論に先立つこと1年前、政府は2021年5月に医療法を改正した。新型コロナにより病床不足を招くとの懸念が強かったにもかかわらず、地域医療構想などの従前の医療提供体制改革が予定通り進んでいないことが医療逼迫の原因だと強弁して病床削減などの地域医療構想をより一層進めることにした。有識者会議はこれをなぞったのに対して、アドバイザリーボードの専門家は転換を求めた形だ。年齢による差別（エイジズム）については次項で詳述するが、これを助長しないよう余裕がありレジリエンスを備えた医療提供体制を構築して医療現場を支援する政策を展開するのは国と政治の責任である。

9. 倫理研究者有志の「トリアージ」提言

　新型コロナ当初の急速な感染拡大が起きた2020年3月、世界各地で人工呼吸器等の医療資源の配分に優先順位を付けるトリアージが行われるようになった。これに対して障がい者等から批判が相次ぎ、トリアージ提案の多くは撤回された。

　わが国では生命・医療倫理研究会有志が3月30日に「COVID-19の感染爆発時における人工呼吸器の配分を判断するプロセスについての提言」（以下、提言）を公表した。これは4月1日の新型コロナウイルス感染症対策専門家会議でも紹介された。

　これに対して、障がい者団体だけでなく、倫理の専門家からも批判が起きた。平常時の終末期の患者に対する人工呼吸器の差し控えや取り外しの倫理基準を、新型コロナ感染症による「医療崩壊」時の選別的医療資源配分にあてはめようとしている点に医療倫理上の問題があるというものだ。（島薗進、日本医師会

COVID-19有識者会議、2020年8月）重要な論点が含まれている
ので、以下で要約を紹介する

　この議論の前提に対する疑問には以下の点が大切だ。「まだ死
期が迫っているとは言えない対象者に対して、何らかの特性に
よって生存可能性を放棄させることを正当とすることはできない。
重病を抱えたり、障がいとともに生きている人の生存を脅かし、
弱い者を選別して排除することにつながるという嫌疑がつきまと
う。トリアージは戦場での傷病者の選別から始まって、現在は災
害救援や救急医療で用いられ倫理的な問題がつきまとうものでは
なくなっている。しかし、新型コロナ感染症に関する医療資源配
分は、少なくとも日本では多くの人々の受け入れられる妥当性を
もった定式化はなされておらず、トリアージの適用範囲となるか
どうかも問い直す必要がある」。

　障がいを持つ当事者の次のような声はとりわけ重要だ。NHK
のバリバラでは、イギリスの筋ジストロフィーで人工呼吸器ユー
ザーであるジョン・ハスティーさんが、トリアージの議論に入る
前に立ち止まって考えてほしいと訴えた。「トリアージありきの
議論は危険です。受け入れていることになりかねません。トリアー
ジは、本当に最後の最後の手段です。私が気になるのは、いくつ
もの機関が早々にガイドラインを出してきたことです。ガイドラ
インは、障害者を切り捨てる口実を与えているようなものです。
障害者への偏見は今もあります。偏見をもとに、命を選ぶ判断が
なされかねないのです」。

　提言が「これは、一人ひとりの患者に最善をつくす医療から、
できるだけ多くの生命を助ける医療への転換が迫られるというこ
とである」と述べたことは重要である。「非常時」という限定を
つけて「できるだけ多くの生命を助ける」医療への転換を正当化
することは、「いのちの選別」を正当化する倫理基準に道を開く。

「できるだけ多くの生命を助ける」ために、長期的生存の可能性が低い人には「黒タグ」を付けることになるからだ。軍陣医学や戦傷医学にも通底する。患者のいのち、人権ファーストが現在の医の倫理の世界標準である。これが「非常時」という切迫感によって、十分な自覚なしに倫理基準の損壊に誘われる。この可能性に医療者は敏感であるべきだと思う。犠牲になりやすい人たちの声は切実だ。耳を傾けなければならない。

　提言は、「性別、人種、社会的地位、公的医療保険の有無、病院の利益の多寡（例：自由診療で多額の費用を支払う患者を優先する）等による順位づけは差別であり、絶対に行ってはならない」と述べたが、年齢を省いていることに注意が必要だ。年齢は余命が長いか短いかの代表的な表象とも考えられるが、それは可能性に留まる。暦年齢だけ基準としたトリアージは年齢による差別（エイジズム）として日本老年学会は明確に退けてきた経緯がある。専門家有志はエイジズムについての議論を意識的に省いたのである。

　おまけに、「実際の診療上の判断にこの提言を用いる場合は、それぞれの病院の責任において行うこと。生命・医療倫理研究会およびその構成員は一切の責任を負わない」と責任回避ともとれる文面をつけている。コロナ禍で患者と医療者が苦悩しているにもかかわらず、こう言ってのける言動には現場に寄り添って支援する姿勢が感じられない。

　2016年には相模原市の津久井やまゆり園で、45人の障がい者が殺害または傷害された事件が起きたことは記憶に新しい。犯人は「役に立たないいのちは存在理由がない」という考えで障がい者を殺害したのである。「いのちに軽重はない」、「いのちはどれも尊くかけがえがない」というのが普遍的な価値観だ。「トリアージ」の適応を考える際に忘れてはならない視点である。

提言は所与の状況の中で「医療崩壊」（医療資源の需要＞医療資源の供給というほどの意味で使われているが原義ではない）を「非常時」として特徴づけ、涼しい顔をして「このような非常時は、災害時医療におけるトリアージの概念が適用される」と言ってのけたが、冒頭では、「特に政府には、人工呼吸器を含む医療資源が不足しないよう全力で取り組む」ことを求める文面をつけている。コロナ禍は提言から４年に及んでいる。提言した倫理研究会有志は医療資源が不足しないよう政府に求め全力を傾けたかを問うてみることが必要だ。もちろん問われるのは政府も例外ではない。

10. 年齢による差別（エイジズム）に反対する
　学会の立場

　日本老年医学会は2012年に「高齢者の終末期の医療およびケア」に関する日本老年医学会の「立場表明2012」を出している。そこでは、どのような状況であれ、高齢者には、本人にとって「最善の医療およびケア」を受ける権利があると強調し、エイジズムに反対すると主張した。どのような療養環境にあっても、たとえ高齢で重い障害があっても、「最善の医療およびケア」を保障することが基本的な原則とした。

　生命・医療倫理研究会有志による提言から４カ月余りして、「ウイルス感染症（COVID 19）流行期において高齢者が最善の医療およびケアを受けるための日本老年医学会からの提言―ACP実施のタイミングを考える」（2020年８月４日）が出された。

　新型コロナに際して、「感染症の流行期においては医療崩壊を招かない対策がまずは重要であるが、万が一医療現場でトリアージに直面した場合にも、暦年齢だけ基準としたトリアージはエイジズムそのものであり、最大限の努力を払って避けるべきである」

と改めて表明した。また、「人工呼吸管理によって生きる機会は若年者に優先的に配分されるべきであり、これが倫理的に適切という考え方」に対しては危惧を表し、「こうした方針が医療機関で策定されている現実の中、高齢者に対して若年者と同様に必要な医療が充分施されたのか、疑問が生じる。この点については、高齢者における高い致死率との関連を含めて検証が必要である」と鋭く問題提起したのである。

第6波を経て日本老年医学会は、再び「高齢者における新型コロナウイルス感染症の療養のあり方に関する見解」（2022年3月20日）をアドバイザリーボードで表明した。「今後、どのようなCOVID 19流行状況になろうとも、暦年齢だけを基準としたトリアージはエイジズムそのものであり、最大限の努力を払って避けるべきである。そして、『最善の医療およびケア』を人生の最終段階まで受ける権利を保障するためにACP（アドバンスケアプランニング）を推進し、本人が希望するエンドオブライフ・ケアを保障すべきである」と述べ、高齢者が最善の医療およびケアを受ける権利が守られるよう、新型コロナ感染の知見を踏まえてACPの推進を呼びかけた。

この時のアドバイザリーボードにはプライマリ・ケア連合学会も意見表明をしている。「急性期病院おいては、特に、状況とともに変わりゆく患者の気持ちや死生観に寄り添いながら、患者を取り巻く環境を整え、患者の尊厳ある生き方を支援していく必要がある」ことを原則として打ち出し、エイジズムについても次のように指摘している。「医療体制の逼迫した状況ゆえの限界はあるものの、高齢者だから入院の選択肢が提示されないといった年齢差別を避け、患者本人・家族の希望や価値観を尊重することが求められる」（高齢者における新型コロナウイルス感染症の療養の在り方についての見解と提案 2022年3月7日）。ただし、同

年4月25日付に同学会が発表した「見解と提案」ではこの部分が省かれている。

　また、同じアドバイザリーボードには専門家会議のメンバーが「高齢者における新型コロナウイルス感染症の療養のあり方について（案）」を提出し、「今後も中長期的にCOVID-19の流行が繰り返されることを念頭に置きつつ、入院治療を必要とする高齢者に対しては、より迅速な対応ができるよう、病床確保や搬送にはこれまで以上に配慮する必要がある」と指摘した。

　新型コロナの最前線で活動してきた日本救急学会は2023年11月9日に「高齢者救急問題の現状とその対応策についての提言（案）」を発表した。新型コロナの感染が拡大した時期から19の学会などの関係者が議論を積み重ねてきたものだ。日本弁護士連合会も参加している。救急受診やACPの問題を取り上げて専門職だけでなく市民にも提言していることが特徴だ。

「高齢化と核家族化の進行に伴い、高齢者の救急搬送件数も増加し続け、救急搬送時間も延長し続けています。現在、高齢者医療は、患者さん、ご家族、医療者だけではなく高齢者に関わる全てのスタッフにとっても大きな課題であり、それらへの対応が急務です」と、最初に問題意識を述べている。注目したいのは、「高齢者の救急問題を検討するわれわれ医療者は、高齢者の皆さまへの医療提供を一律に年齢で区切るようなことは致しません」と最初にエイジズムの立場に立たないことを明確にしている点だ。年齢を重ねても安心して過ごせる社会が維持できるよう今までどおり力を尽くす決意を表明したうえで、「望む場所・望む姿で最期が迎えられるよう、予め話し合ってください。高齢者の医療、特に救急医療に関連する機関や施設は、それを支援できる体制整備へのご協力をお願いします」と結んでいる。人生の最終段階まで最善の医療とケアを受ける権利を保障するためにACP推進を位

置付けている。

　この議論に加わっている日本弁護士連合会は直前に「人権として の「医療へのアクセス」が保障される社会の実現を目指す決議」（2023年10月6日）で次のように述べた。

「コロナ禍では、『医療崩壊』の危機に直面し、入院調整などを 行う保健所の機能も麻痺し、必要な医療にアクセスできないまま 多くのいのちが失われていく現実を目の当たりにした。コロナ禍 を経験した今こそ、いのちを守る「医療へのアクセス」を人権と して捉え、全ての人が、経済的事情、地理的条件、個人の属性、 社会的孤立などにかかわらず、等しく必要な医療が受けられるよ う、医療制度の充実を行うべきである」。

　すべての人は差別なしに適切な医療を受ける権利をもっている （リスボン宣言）。最善の医療とケアへのアクセスには差別があっ てはならない。こうした医の倫理原則、価値観に則って各学会は 新型コロナに取り組んできており、上述した一連の経緯はその努 力の積み重ねから出てきたものだ。

　大阪で新型コロナの最前線にたった救急医、犬養楓氏の短歌を 紹介する（『救命』書肆侃侃房、2022年）。

・年齢を唯一の尺度とするならば一線を引くことはたやすし
・耐えがたきを耐えた偉大な人生の先輩方をトリアージする
・医師として超えてはならぬ一線が足の先まで近づいている

　ゲーテの主治医だったフーヘラントの『医の倫理』（杉田絹枝・ 杉田勇共訳、北樹出版、1995年、p101-102）は、緒方洪庵がオ ランダ語訳から翻訳して日本に紹介した「扶氏医戒之略」の原著 で、医学界で広く知られている。

　医術の最高目的と医師の本分について述べた部分で、「人びと

の生活を保全し、できる限り長寿を保つこと、これが医術の最高目的」であるとした。医師が「この一線を踏み越えて、生きる必要の有無を決めるのも医師の権限だと思うようになると、その考えがだんだんエスカレートしていって、しまいにはその他の場合でも人の生命に関して、価値がないとか役に立たないといった評価をする」ようになると危惧し、「医師は国家の最も危険な人物」になってしまうと警告した。コロナ禍の留め置き問題を考える際に心に止めて置きたい至言である。

　留め置きの問題は政府、厚生労働省に反省と政策転換を求めていることを強調して稿を締めくくることにする。

コラム
コロナ患者受入病院（A病院）の現場で起こっていたこと
CPA（心肺機能停止）で搬送されてくる患者さん

「高齢者・障害者施設におけるコロナ患者留め置き問題を考えるミーティング」
（2022年6月18日開催）より

　コロナ禍の病院で起こっていた事態の一端がみえる事例を現場の医師からいただいた。

　CPAとはCardiopulmonary arrestのこと。心肺機能停止の意味で、心臓の機能が止まってしまった状態のことを指す。心停止ともいわれる。病院に運ばれたときに患者が既にCPAの状態だったという体験を何度もされていた。

［事例1］

　84歳の男性。高齢者施設内でクラスター発生。2月23日、SpO_2低下あり、救急要請するも3回断られる。施設内で酸素投与していたが、2月25日深夜、心肺停止状況になり4回目の救急要請で当院へCPAで搬入された。

［事例2］

　91歳の男性。1月29日、某病院でコロナ陽性と診断されて自宅療養に。2月9日、食事入らず救急で京都市内の病院を受診するも輸液後自宅へ。ここで入院できていれば良かったができなかった。そして2月10日明け方に呼吸停止で救急要請、当院へCPAで搬入された。

新型コロナウイルス感染症第6波（2022年）の新規感染者数は第5波を大きく上回った。感染者は若い世代が多く50歳未満が83.5%を占めた。60歳以上は9.2%だったがこの年代が亡くなっている。高度重症病床に入院した方は極めて少なく、重症化率より死亡率の方が高かったのが6波の特徴だった。

　重症の定義が人工呼吸器やECMOの適応とされていたので、施設入所の高齢者は適応がないと判断され、分類は「軽症」とされた。にもかかわらず亡くなられた。

　2月には集団感染が多発していた。京都府でも医療機関25カ所で697人、高齢・障害者施設が69カ所で1633人も感染した。全体の病床使用率は第5波までと変わらなかったが重症病床使用率は低かった。病床使用率は2月27日の75.2%がピークだった。実態としては50%を超えれば入院しにくくなる。あくまでこの使用率は府内全域の病床数を分母にしているからである。

　当院の状況は許可病床473床。いちばん逼迫していた2月のデータでは新たな入院患者数が74人。その内、高齢者・障害施設からの入院が9人いて、うち3人が死亡している。74人の内、17人は60歳未満である。延入院患者数が540人で1日平均19.3人。当院のコロナ受入れの確保病床数30床であり2月8日には満床になった。当院でもクラスターが発生し、救急受け入れが難しくなった。死亡退院が10人あり、全例高齢者で、人工呼吸はなくNHF（ネーザルハイフロー／高流量鼻カニュラ酸素療法）までだった。高齢者は人工呼吸器を離脱できないため、適応にならないケースが多い。救急搬入件数は88件、うち41人が入院した。2月総数が827件だった。搬入時にCPA（心肺停止）だった人は9件で、そのうち施設から来た方は3件。2月総数は44件だった。搬入時コロナ陽性判明は5件、搬入後コロナ陽性判明が4件（内、3件は検死）。救急現場はこのような状況だった。

第5章

保健所のコロナ対応と「留め置き」

手記・**井上淳美**
（保健師・京都市職員労働組合西京支部書記局次長）

中村　暁
（京都府保険医協会事務局次長）

1. コロナ対策の中核機関としての保健所をめぐって

　本章では「京都市保健所」においてコロナ対策に従事した保健師の手記をお読みいただく。それに先立って公衆衛生行政の中核機関である保健所の歴史的経緯と手記にあるような困難が生じた背景問題について簡潔に記しておきたい。

(1)保健所に期待された役割とひっ迫

　パンデミックの中、感染症対策の最前線に立ち、かつ中核を担ったのは都道府県・政令市・中核市に設置された保健所であった。保健所は「地域保健法」や「感染症の予防及び感染症の患者に対する医療に関する法律」（感染症法）や「新型インフルエンザ等特別措置法」を主たる法的根拠に、①効果的なサーベイランスを実施すること、②対象者を適切な医療につなげること、③効率的に疫学調査を実施し、④感染拡大を防止・抑制すること、⑤地域流行時においても適切な保健・医療・福祉が提供できる体制を圏域内で構築することを期待された[*1]。

　本書との関連で特に重要なのは②の役割である。新型コロナウイルス感染症は感染症法上の二類感染症相当とされ、法的には原則入院である。だが爆発的な感染拡大によってたちまち病床数は不足し自宅療養となる患者が多数となった。コロナ禍初期にあっては自宅療養中の患者を医療機関につなげるのは専ら保健所の役

＊1　本章の保健所の任務や歴史に関する記述は主に「公衆衛生行政の再確立と保健所再生に向けて（第一次提言）」（2021 年・京都府保険医協会）を参照した。https://healthnet.jp/wp-content/uploads/2021/01/ca7874952742fab547c820741571e975.pdf（2024.3.7 参照）

割とされ*2、受診・入院の必要性の判断は保健所による健康観察に委ねられた。

　だが保健所もあっと言う間にひっ迫し窮状を極めた。早くも2020年3月段階で厚生労働省は「保健所の業務継続のための体制整備について」を通知せざるを得なかった。政令市型保健所のある京都市では保健師らの過酷な労働実態が新聞報道された。京都市当局が市会議員に示した資料（2020年）によると「京都市保健所」スタッフの時間外勤務時間は患者が急増した7月の平均値で122時間、最大値は207時間にも及んだ。保健所は想像を絶するオーバーフローに陥っていたものと考えられる。市民にとってそれがいかに深刻な事態であるかを示したのが2021年に入って「80代の独居女性が入院出来ず自宅で死亡」「自宅療養中の基礎疾患のない20代男性が死亡」という事態である。入院ひっ迫と同時に保健所の困難で健康観察が不全に陥り、医療にアクセス出来ない人たちが発生していたのである。

(2)保健所法から地域保健法へ　―保健所数の減少―

　コロナ禍における保健所ひっ迫には歴史的背景がある。直接の契機は1994年にそれまでの保健所法を改正して制定された地域保健法である。敗戦後のGHQ覚書「公衆衛生対策に関する件」（1945年9月）に始まり改正保健所法（1948年1月）を経て、保健所はそれまでの戦争遂行機関から、人々の生存にとって欠かせない社会基盤を構成する機関として、地方における公衆衛生上の

＊2　例えば「新型コロナウイルス感染症患者が自宅療養を行う場合の患者への フォローアップ及び自宅療養時の感染管理対策について」（厚生労働省　事務連絡・令和2年4月2日）は、「自宅療養中の患者に対する医療の提供について」「定期的な健康状態の把握や患者からの相談を受けることによって、自宅療養中の患者を医療機関につなげる必要がある場合には、保健師、看護師又は 必要に応じて診断を行った医師が、必要に応じて都道府県調整本部とも連携し」「帰国者・接触者外来等」や「入院治療が可能な医療機関」への受診を迅速に調整することとしていた。

指導業務と行政事務を一体的に実施した。とりわけ国民の死亡理由のトップであった結核等、伝染病との闘いは重要な役割だった。しかし1950年代半ばに結核は死亡理由の上位から姿を消し、悪性新生物等の非感染性疾患がそれに取って代わった。衛生環境の向上や医学・医療の発展によって疾病構造が変化し、保健所が期待される役割も変化していく。

1970年代、日本は高齢化社会に突入し、地域保健の課題は高齢化対応に大きくシフトした。国は健康対策の実施主体をより身近な市町村とし、その拠点としての「市町村保健センター」の整備を推進するようになった。

1983年には老人保健法成立、続いて母子保健が市町村事業に位置付けられ、対人援助業務を市町村、計画策定・企画調整・市町村支援は保健所が担うという体制構築が志向された。1994年の地域保健法の制定はこうした流れを受けてのものであった。

1997年の地域保健法の施行により、市町村保健センターの設立が推進され、引き換えに保健所数が激減する。1992年に全国852カ所あった保健所は97年に706カ所、2024年現在468カ所にまで減少した。これは保健所設置基準が緩和され、従来の概ね10万人に1ヵ所から2次医療圏に1カ所にあらためられたことによる。

(3)政令市保健所の統合がコロナ禍にもたらした影響

保健所統合の波は政令指定都市が設置する政令市型保健所にも押し寄せた。

手記を寄せた井上淳美氏の勤務する京都市は2010年、他都市より少し遅れて行政区保健所の廃止・統合を強行した。11行政区の保健所が全廃され1カ所の保健所に統合されたのである。さらに保健師の業務スタイルが変更され、いくつかの学区を保健師が

担当し、オールマイティに課題へ対応する「地区担当制」から、課題別に担当が振り分けられる「業務担当制」への移行がなされた。

　この行政リストラがコロナ禍において負の影響を与えた可能性は極めて高い。井上は先行の書籍[*3]で次のように述べている。「公衆衛生の基本は地域です。どこにどんな施設があるかわからない。診療所や医院のこと病院のこともわからない。集約化というのはそういうことです。私たち保健師は地域とつながり住民の方を支援しています…（中略）特に支援の必要な世帯は、保健師とつながっていることが多く、コロナ感染のような突発的な事態が起きても、相談できる保健師がいます」「保健師として公衆衛生活動の基本は地域活動だということを改めて感じました」。

　地域を担当する保健師がいて、住民や医療機関、社会福祉施設と日常的につながる関係性が構築されていれば、コロナ禍における悲劇のうちいくつかは防ぐことが出来たのではないかと思わざるを得ない。未知の感染症に襲われた個人がSOSを発信できる「自分の担当の保健師」がいてくれたら、どんなに心強かっただろうか。

(4)感染症対策であっても「対人保健サービス」の視点が必要

　地域保健法施行以降、市町村保健センターと保健所の役割分担が整理され[*4]「感染症等対策」は保健所の業務となり、市町村（保健センター）の業務は含まれていない。

　しかし保健師の地域実践においてそのような切り分けが成り立

＊3　『新型コロナ最前線　自治体職員の証言 2020-2023』（日本自治体労働組合総連合［自治労連］編、黒田兼一監修、大月書店、2023 年）所収「コロナ禍の先に見えてきたもの」（井上淳美）

＊4　厚生労働省ホームページ「保健所・市町村・都道府県の現状と課題」を参照されたい。https://www.mhlw.go.jp/stf2/shingi2/2r9852000000g3yx-att/2r9852000000g5sr.pdf

つはずがない。

　市町村保健師であっても担当する住民がコロナ感染したからといって「担当は都道府県保健所だから」と切り離すことは出来ない。保健師活動は常に対人保健サービスを基本にするものであり、感染症対策であってもそれは変わらない。そのことに気づかないまま、行政リストラで統合したたった1カ所の保健所で未知の新興感染症に対応できると考えた京都市の判断自体が著しい誤りである。

　井上氏の手記はそのことを厳しく糾弾するものである。

2. 手記「その時、保健所は」　井上淳美

(1)京都市の新型コロナウイルス感染症対応

　2020年1月30日、京都市で初めて新型コロナウイルス感染症（以下、コロナ）が確認されました。その2カ月半後の4月、京都市に勤務する保健師全員に、現在の所属と京都市保健所の兼務命令が出ました。コロナの対応をした京都市の保健所は一カ所で、そこに働く保健師は数名でした。当然そんな保健所の人員では、コロナの対応はできませんでした。そこで各保健福祉センターに配属されている保健師の応援体制を開始したのです。

　その後、感染者が増えてきて、いわゆる第〇波という状況になるたびに、京都市は応援人数を増やしながら、応援体制を継続してきました。京都市保健所の本体職員の人数は少し増やしましたが、結局は応援職員頼みです。看護職の派遣職員の雇い入れは初期の頃からありましたし、大学等の保健師職員の応援も依頼してきました。第5波の時に、保健師だけでは持ちこたえられず、事務職応援を導入しました。

　陽性者の待機期間、濃厚接触者の特定方法も日々変わり、昨日

の説明と今日の説明が違うことも多く、多くの応援職員がいる中では、情報共有が重要でした。しかし、業務場所は何カ所かに分かれ、従事する職員は何百人となるとかなり難しい状況でした。

　京都市保健所のコロナ対応は、業務によってA～Cチームに分かれていました。

　Aチームは発熱者や接触者の外来調整や、医療機関から陽性者の発生届を受け取る担当です。

　Bチームは発生届から新規感染者に直接連絡をとり、本人の状態の確認や感染経路を特定するための疫学調査担当です。そのBチームには、施設の調査を担当するメンバーもいました。

　Cチームは陽性者の健康観察や入院調整、療養施設の入所調整をしていました。事務職応援の体制が組まれた時は、Dチームという事務担当チームもありました。私は事務以外の全ての業務に従事しました。

(2)「Aチーム」──何もかもが手探りの応援

　私の最初の応援は2020年4月、保健師応援の第一期として始まりました。担当はAチームでした。当時は新興感染症ということで、何もかもが手探り状態で、また日々指示が変わり、混乱の中での業務でした。電話は鳴りっぱなし、昼食をとることもできず、電話が昼夜切替になる17時30分までずっと電話を受けていました。発熱外来調整担当は、その電話を受ける合間に、病院の発熱外来に電話をかけ外来の調整をします。その当時は、発熱外来の数も少なく調整に時間を要することもありました。診察した医師に怒鳴られたり、市民から怒鳴られることはしょっちゅうです。まず「電話がつながらない」と怒鳴られるのです。土日やゴールデンウイークの外来受診は調整できず、「悪くなったら責任とれるのか」「殺す気か」といわれることもありました。発生届の

受理も、私たちのチームの担当でした。発生届がきたら、患者の状態把握のために医師に確認をとっていました。まだハーシス[*5]と呼ばれる患者さんが入力する厚生労働省のシステムもなく、すべてがFAXでの受理です。氏名が読めない、電話番号が違うということもあり医師とのやりとりに気を使いながらの業務でした。1カ月の応援期間が経過する頃には新規感染者数が激減し、応援期間を終了することができました。その時、まさかその後ひどい状況が続くとは、思いませんでした。

(3)「Bチーム」──担いきれなくなった「積極的疫学調査」

　Bチームでは疫学調査を実施しました。コロナ感染者が増えてくれば応援人数も増えていきます。保健師は日替わりで応援に行き、毎回変わる携帯電話で疫学調査をしていました。個人調査を実施した陽性者とは一期一会です。当日中の電話は何とかつながりますが、次の日に聞きたいことがあって電話されても、まったく違う保健師が出るか、電話はつながりません。電話がつながったとしても、前日までのことは全くわかりません。不明点を質問しようとして、代表番号に連絡しても誰が対応したのかわからず、適切な返事はもらえません。たくさんの市民に迷惑をかけたと思います。

　その疫学調査時には、本人の状況と希望により、入院、療養施設入所、在宅の希望を聞きます。入院を希望された場合は、京都府入院医療コントロールセンター（以下、入院コントロールセンター）に事前連絡を入れ調査票をファクシミリで送信します。私自身、入院までは要らないと感じても、本人が希望すれば必ず入院コントロールセンターにつないでいました。また体調が悪い単

＊5　ハーシス（＝ My HER-SYS）はスマートフォンなどで、本人（感染者等）に体温や症状の有無等を入力していただく仕組みである。

身者の場合や、ハイリスクの方の場合、こちらから入院をお勧めしたこともあります。療養施設入所希望の場合は、本人の体調だけでなく同居の家族の状態も含め状況を聴取します。ハイリスクの方が同居されている場合は、陽性者を隔離するための入所となります。また入院するほどの病状ではないが少し心配な状態の時は、看護師の健康観察が常時可能な施設に入所をお勧めすることもありました。ただ、この方たちが入院や入所できたか、その後の経過を把握するのはかなり難しいことでした。最初のころは、ホワイトボードに移送の状況や誰がどこの病院に入院しているか記録がありましたが、時間が経ち患者数が増えてくれば、詳細な情報はわからなくなっていきました。また、業務が違えば他のチームのことはわかりません。極端な場合は、チームにより業務している場所が違い、別のチームの人の顔を見ることもなかったです。

　また個人の調査を実施すると、その方の会社・学校・保育園・幼稚園や、施設等様々な関係機関の情報が出てきます。最初のころはその会社・学校・施設等を訪問し、濃厚接触者の割り出し等することもありました。時には陽性者が利用した体操クラブや、美容院の聞き取り調査をしたこともあります。そして検査を調整し、検査の受取や結果返しもしていました。そこまで丁寧に対応していたのは、すべて感染拡大を防ぐため、施設内や会社でクラスターを発生させないためです。しかし、感染者の数が多くなり手が回らなくなると、まず会社関係は必要時に聞き取り調査するだけになりました。疫学調査の担当者が、本人の話に基づいて濃厚接触者を特定確認します。そして感染拡大を防ぐための対応を伝え、本人から会社に伝えてもらうようになりました。患者本人から連絡を受けた会社の担当者も、本人から聞いた内容だけで判断する必要があり、大変な判断をしていただいたと感じます。

　ただ勤務先にクラスターが発生していることを把握すれば、疫

学調査班の施設担当が対応します。会社に連絡を取り、以前と同様に濃厚接触者の特定調査や、検査の調査をします。会社を休みにするか、ホームページに情報を掲示するか等の相談もします。会社の担当者は感染拡大を防ぎたい気持ちと、仕事を止めたくない気持ちのせめぎあいで苦悩される方が多かったです。対人業務のある職場ではなおさらで、お客様に迷惑がかかることも心配されていました。心配されるあまり、適切な対応をされず、虚偽の説明をされる方もいらっしゃいました。そして、ますます陽性者が増えてきて、ついに京都市は会社の調査をやめました。ホームページに記載した説明を見るように伝えることで、施設調査に代えたのです。

しかし学校や保育園、幼稚園や高齢者施設は施設担当者が調査していました。クラスターが多発すると手に負えなくなり、学校は教育委員会に、保育園等は幼保総合支援室が担当するようになりました。高齢者施設と障害者施設は、最後まで施設担当が対応していました。

(4)「Cチーム」——外部委託された健康観察

Cチームは健康観察と入院調整です、私は健康観察チームの担当をしました。私たち保健師が健康観察するのはハイリスクの陽性者です。体調の回復の思わしくない方からは、「入院連絡を待っている」「いつ入院できるのか」と言われることもしばしばありました。状況を聞き取り、疫学調査時と同様に、入院コントロールセンターに連絡を入れます。私たちに入院の可否を決定することはできません。私たちにできることは入院コントロールセンターに電話をすること、そして「連絡を待ってください」と言うことだけでした。この言葉を何回口にしたか、数えきれないほどです。

その後、京都市は帰国者・接触者相談センター、コロナフォローアップセンターを順次立ち上げました。立ち上げたと言っても京都市が運営する事業所ではありません。実態は企業への丸投げです。

　そしてそのセンターに多くの業務を委託しました。しかしそのフォローアップセンターから「電話番号が違うので調査できません。何回かけても連絡とれません」と言って、多くの発生届が返却されてきます。その対応を応援職員含む、保健所の職員が対応します。返却された時点で何日か過ぎているので、保健所が連絡先を調べて連絡した時には、すでにかなりの日数が経過し、療養解除が近いこともあります。その苦情は、やっと連絡先を探し当てて連絡した保健所職員が受けるのです。

　第7波が来た時には、京都市は新規感染者全員の疫学調査をやめました。元々第6波の時から、自分でSNSで登録することを進めているので、もっと本人任せの状況が進んだと感じました。ハイリスクでない陽性者に対しては、健康観察もハーシスという陽性者の登録をするウェブでの体制に変わりました。異常値が出た方のみ、連絡をして状況確認をしていました。

(5)コロナ応援が及ぼした区役所業務への影響

　私が就職したころは、京都市には11の保健所と3カ所の支所がありました。その後、機構改革により保健センターに変わり、さらに今日の保健福祉センターになりました。保健師は細分化された配置となり、私が在籍する人口10万人弱の区の障害担当部署に保健師は2人しかおりません。その2人で精神障害者と難病の支援をしています。医療の窓口手続きは、他にいるケースワーカーと事務担当者と一緒に対応しています。ギリギリの人員で働いていますので、1カ月の応援は自分たちの業務にしわ寄せが出

て、地域住民に迷惑をかけてしまいます。1人の保健師が1カ月間応援にいくことは、業務への支障が大きく、早々に各区の課ごとへの応援要請となりました。1日から数日間の応援です。もっと短期の応援だと通常の仕事が終わってから数時間という形でした。いつもの仕事を終えてから電車に乗り、京都市保健所に向かいます。夜間応援の定時は22時です。それ以外にも土日の応援があり、年末年始やゴールデンウイークの応援もあります。私も何十回も応援に行きました。

　2022年1月初め、第6波がきました。やっぱり混乱につぐ混乱で、保健所をはじめ、フォローアップセンター、それ以外に設置しているコロナ相談センターへの電話もつながらない、どうしたらいいのかとの問い合わせは、日々区役所に入ってきました。電話での問い合わせは1日数件、来庁される方もあります。濃厚接触者や陽性者の来庁もありました。フェイスシールドをつけて対応し、帰宅いただいた後、アルコールで窓口を消毒しました。市民にとっては、連絡のつかない遠方の保健所より、近くの区役所が身近な相談先だということを身に染みて感じました。

(6)保健師たちの苦悩

　第4波・5波の頃は応援職員の中にも、月100時間以上の時間外勤務をした者もいます。私自身は2021年の1月の時間外勤務が月70時間を超えていました。夜間対応に行き、帰宅が2時ということもありました。応援職員ですらそんな状態ですから、本体の京都市保健所の職員の時間外勤務は恐ろしいものでした。

　妊娠中でも12時過ぎまで職場にいた保健師がいました。本来なら通院緩和制度により遅出・早帰りが認められているはずです。

　他の本体保健師の勤務はもっと悲惨なものでした。終電後の帰宅は当たり前。午前3時、4時に帰宅し、シャワーを浴び1、2

時間仮眠をとり、出勤していました。中には始発電車で帰宅し、入浴と着替えだけをして、出勤する保健師もいました。終電がなくなったあと、京都市保健所のビルの前には、タクシーが列を作っていました。

　何でもないのに職場で涙が出てトイレに入って涙を拭いた。一旦眠ると、次の日目が覚めるか不安と口にする保健師がいました。家に帰っても、電話の音が聞こえる気がすると、眠れない保健師がいました。昼食が夕方や夜の８時というの当たり前。それも低血糖のため手が震えて、何も食べていないと気がつくのです。逆に仕事中に食事を摂ると吐いてしまうと言い、食事を食べない保健師もいました。身体も心もボロボロで、よく死者がでなかったと思います。先ほどの仕事中に涙が出ると言った保健師は、「死ぬか辞めるか」という究極の選択で、命を守ることを選びました。彼女は京都市を去りました。

　若い彼女以外に、定年を数年残した保健師が数名退職しました。その中のある保健師は「一生分働いたから辞める」と言いました。無策の時間外勤務のため、京都市はベテラン保健師や、若くてキャリアを積んでこれからという保健師を失いました。

　そんな中で京都市は、次の年の４月に新規採用の保健師数名を京都市保健所に配置しました。経験のある保健師ですら大変な激務の中、新採保健師は奮闘しました。しかし、帰宅後気がつけば、玄関に倒れ込んで数時間眠ってしまっていた新規採用保健師が出たと聞きました。その後、体調を崩して数週間休職し、同じ職場に復帰できないという新規採用保健師が出ました。年度途中で退職してしまった新採保健師もいました。市民の命は大事です。でも、私たち保健師の命も大事だと感じていました。

(7)施設「留め置き」問題と在宅死

　高齢者施設で陽性者が出れば、他の方と同様、医療機関から発生届が出されます。発生届を受け付け、調査チームが疫学調査を実施します。基本的には、この時に施設入所者だとわかります。聞き取り調査はほとんどの場合、本人以外の施設職員や看護師から行います。その後、施設担当チームに調査票で引き継ぎます。施設担当から施設に連絡を入れます。そこで本人の体調を確認するとともに、濃厚接触者の特定方法や隔離方法、今後の検査予定等を説明します。2020年の夏から冬の頃は、施設担当者が直接施設に出向き、施設内の様子を確認していました。しかし徐々に直接確認することは不可能になり、施設の構造や間取り図を送ってもらい感染拡大を防ぐための対応を助言していました。

　施設側からすると、連絡があればすべて京都市保健所の担当者だと思います。しかし、施設担当者と調査担当者は別の保健師です。先ほども述べたように、まず発生届が出て調査をします。調査票を作成してから施設担当者に引き継がれます。陽性者が多く、結果が出ても当日中に調査が出来ないなんてことは多々ありました。施設の方は陽性者が増えていくのを目の前で見ておられます。しかしなかなか連絡がこず、やっと連絡が来たかと思うと「今は〇〇さんの調査です」と言われ、他の方の体調や、新たに陽性と判明した方の調査は行われません。そこに施設側と京都市担当者の感覚に距離があると感じます。施設側では、体調が悪い陽性者を早く入院させてほしい。しかし連絡を取っている京都市側は、まだ調査も実施されていない方のことは何とも判断ができない。せめて疫学調査をして、通常ルートで入院コントロールセンターに連絡が入っていれば、こちらからも連絡もとれますが判断材料のない中で、入院準備することは不可能です。それでも特例はありました。施設側の希望で、早く疫学調査をして入院コントロー

ルセンターに連絡をとる。そして早々に入院が決まり搬送された方もありました。ただ、それは本当にレアケースです。

　施設の方からは、ほとんどの場合、入院希望が出ます。体調が思わしくなく、入院治療を希望される方、感染拡大を防ぐために陽性者の隔離のための入院希望等、理由は様々です。施設内で感染拡大させないために、とても慎重に対応され、きっちり予防に取り組まれている施設でもクラスターは発生しました。認知症があり感染しても理解ができず、施設内を動かれてしまうため感染が拡大してしまうのです。1回のみならず、2回、3回とクラスターが発生して、終わりのない戦いだと感じたこともあります。施設の職員さんが疲弊されていくのが電話の向こうからもわかりました。

　一方、施設にもいろいろな所があります。施設の担当者に施設の医師に対症療法をしてもらったり、必要時に酸素吸入等の医療処置をしてもらうことを勧めても、「うちの施設の医師は治療できない」と言われたこともあります。在宅でなく、医師のいるはずの施設で治療せず入院希望と言われても、すんなり納得できるものではありません。

　また、施設と言っても実は認可もなく、在宅扱いでサービスのみ提供するような高齢者施設もありました。感染症というだけで、介護も治療も放棄して、早く入院させてほしいと言われると、これもまた自分自身の気持ちをなだめる必要がありました。

　施設の方からは重症者が出れば、やはり「入院させてください」「いつ入院できますか」「酸素飽和度が下がってきました」と言われます。しかし私たちの伝えられる言葉は一つです。「入院コントロールセンターに伝えます」と繰り返します。また入院連絡がくるまでは、施設の担当医に治療を依頼してください。必要なら救急車を呼んでくださいとも説明しました。救急車を呼ばれても、

入院出来る可能性が低いことは知っていました。しかし、本当に命の危険があるときは、そうしていただくしかなかったのです。

　私たち京都市の保健師は、入院の可否を決めることはなかったです。すべて入院コントロールセンターの判断です。大阪の保健師と話をしたとき「命の選別をしたつもりはないが、入院の可否を決めたことは、ずっと心に残っている」と言われました。彼女はその話をするとき、いつも波を流します。留め置き問題や在宅死のことをきいたとき、私は憤りを感じました。しかし、自分自身が関わってきた、という認識は薄いです。もし、自分が入院の可否を判断する立場であったなら、大阪の保健師のように話をする度に涙が出たかもしれません。

(8)今、考えること

　2023年5月、コロナは5類となり、保健所で個人の対応をすることはなくなりました。2022年の秋ごろから、保健師応援もなくなりました。私たちは元の職場に戻り、通常勤務に励んでいます。

　施設内での留め置きや、在宅死についてあってはならないことだと思います。そもそもコロナは2類相当でした。2類相当は基本は入院が必要です。しかし感染拡大時に入院希望者を、全員入院できるようにすることは不可能でした。

　今振り返って感じるのは、一般的な療養施設でなく、介護の必要な方やスマホの操作ができなくとも、コロナが軽症であれば入院できる療養施設があれば良かったということです。24時間の医療者による見守りがあり、簡易な治療が出来れば安心です。そのような施設があれば、入院の前段階として対応することにより、本当に入院の必要な方の判別と、施設内でのクラスター発生を防げたのではないでしょうか。

また、診察せずに入院の可否を判断するのは実際不可能だと思います。施設の医師とコントロールセンターが直接やりとりをする仕組みであったり、ウェブ診察等でもよいので、診察したうえで入院の可否を判断することが必要であると感じます。

　最近、ある方から身内の方がコロナで亡くなったと、連絡が入りました。慢性疾患がありましたが、年齢的には高齢者とは言えない方です。身内の方は混乱されており、詳細を伺うことができませんでした。その後、別のところから入った情報では、毎日行かれているところに「コロナにかかったので1週間ほど行かない」と連絡が入ったようです。その次の週には「まだ治らないので、医師からもう少し休むように言われた。もう1週間ほど休みます」と連絡が入り、その人が週明けに連絡を入れたが、応答も返信もなかったそうです。その後、身内の方から、コロナで亡くなり自宅で発見されたと連絡が入ったということでした。

　その方が本当にコロナで亡くなったのか否かは、わかりません。コロナは5類になったけれど、在宅死の可能性は消えていません。施設でクラスターが発生した時、入院調整はなくなりましたが、入院の必要な方は入院出来ているのでしょうか。

　5類になってからもコロナは、感染力が強く重症化が起こる可能性のある感染症だということは変わりありません。これからも在宅死や留め置き死が起きないよう、感染動向とともに注視する必要があると思います。

第**6**章

取材現場から見た 新型コロナへの 京都府の対応と 留め置き問題

上口祐也
（京都新聞記者）

1. 新型コロナウイルス禍と記者

　パソコン画面に映る母は、不安そうな表情を浮かべている。向こうの画面には私の顔が動き、どうしてパソコンから声が聞こえてくるのか、理解できていない様子だった。

　2020年春、新型コロナウイルスが国内で流行し始めると、高齢者福祉施設は入所者と家族の面会を制限するようになった。母が入所していた施設でも、対面での面会を停止し、月1、2回程度のオンラインに限定するようになった。施設と自宅をつないだオンライン面会は、認知症でコミュニケーションを十分に取れなくなった母との距離を遠ざける仕打ちのような気がして、苦しい思いをするものに変わった。私だけでなく、福祉施設に入所する家族がいる人にとって、直接対面できない状況は心の負担だったはずだろう。

　「ごはん、食べてる？　何がおいしい」。「よく眠れた？」。「まだ寒いから温かくしてよ」。

　パソコンの先にいる母に向けて思い付く言葉を伝えていく。けれど、反応は薄い。会話のキャッチボールが成立しない。

　仕事や子どもたちの近況を伝えようと話しかけても認知症の影響で、こちらが期待するような答えは返ってこない。新型コロナウイルス禍の中、社会で広まったオンライン通話を理解していない母との会話は弾みようもなかった。

　施設が準備してくれた面会時間は15分間に限られている。こちらの言葉が母に届いているか手応えはないまま、時間だけが過ぎていく。母の隣で会話をフォローしてくれている介護職員の女性が、「息子さんが言葉をかけてくれてますよ」と伝えてくれることで、ようやく反応が返ってくる。もどかしい思いを抱えたま

ま、「面会」の時間は終わる。

　このころは新型コロナもまだ第1波。社会福祉施設から要請しても感染した入所者が医療機関に入院できず、施設で療養せざるを得ない「留め置き問題」が起きるとは、想像すらできなかった。感染拡大は繰り返され、第6波、第7波のころ、記者の立場を離れると、留め置き問題の当事者家族になりかねないと不安を覚える時期もあった。介護職員が、入所する高齢者の体調の悪化に直面し、命の危険を感じて救急要請を行い、入院を希望する。ごく自然な対応がかなわない事態。医療機関側のキャパシティーの問題や限界もあるかもしれない。けれど、私が記者として担当した京都府は、留め置き問題の事態をつまびらかにせず、新型コロナ対応を進めていった。

　高齢者福祉施設が加盟する団体が深刻な状況をとらえ、京都府に事態の改善を求めて要請も行った。ある文書には、「もがき苦しんでいる方が入院できず、助けて欲しいと懇願される姿を目の当たりにしても、為す術がなかった」などと書かれていた。切実な訴えだ。記者として留め置き問題を認識した第6波、第7波から見えた行政の課題を記したい。

2. 第1波から第7波の行政を担当

　新型コロナウイルスが日本社会を覆い始めた第1波（2020年1月30日〜6月15日）から第7波（2022年6月15日〜10月12日）にかけ、京都新聞記者の私は京都市、京都府それぞれの行政を順に担当した。この期間は、先に書いたように母の認知症の症状が進行する時期とも重なっていた。

　新規感染者の人数、クラスター（感染者集団）の発生が全国ニュースとして、連日報道される。報道する側でありながら、個

人に戻ると、母と思うように面会できない時期でもあった。引いては押しよせる、まさに波のように新規感染者の増減が繰り返される。その中で、感染対策や医療体制、「緊急事態宣言」や「まん延防止等重点措置」といった京都府知事や京都市長が実施する最新の動向を伝えていく役割を同僚の記者たちと共に担った。

　第5波（2021年6月25日〜12月20日）の流行が落ち着いたころ、同年11月から京都府の専属の担当となる。京都府の前に担当した京都市は、全国に20ある政令指定都市の一つ。「着物市長」で有名な門川大作市長（2024年2月で退任）が新型コロナ対応に当たった。世界的な観光都市のためにコロナ禍で経済的ダメージを負った京都市だが、市長が対応できる範囲は、都道府県の京都府と比べると小さい。京都市が受け持つ救急救命や保健所、教育といった各分野で担う役割は大きいが、社会経済活動に影響を与える「緊急事態宣言」といった政府への要請を決める権限は都道府県が有している。これは新型インフルエンザ等対策特別措置法（新型コロナ特措法）に基づくためだ。京都市を担当している時期は、新型コロナ対応に追われる保健師の過労問題、ワクチン接種ができる医療機関の公表・非公表問題などを取材していた。

　京都府の専属担当では、新型コロナ対策の「まん延防止等重点措置」といった行動制限に関する動向を受け持ち、中等症・重症の感染者が入院するための病床数を増やすどうかといった京都府の権限の一つである医療体制にも注目するようになった。私が京都府を担当したのは2022年9月末までの11カ月間と短い期間だったが、第6波（2021年12月21日〜2022年6月14日）と第7波（同年6月15日〜10月12日）が重なり、それぞれ過去の流行期の感染者数を更新していた。2022年4月には、元国土交通省の官僚で、復興庁事務次官まで務めた京都府知事の西脇隆俊氏の2期目（当選）の選挙も担当した。選挙での有権者の関心は新

型コロナ対応が高く、京都府が打ち出していた政策の課題を見つめる中で、疑問にぶち当たった。それが、社会福祉施設に入所している高齢者・障害者が新型コロナに感染しても希望通り入院できない留め置き問題だった。

3. 京都府の「自慢」

　京都府の西脇知事は、新型コロナが発生して以降、隣の大阪府の知事で日本維新の会共同代表（2024年2月時点）を務める吉村洋文氏と比べられることが頻繁にあった。吉村知事が、在阪のテレビ局の番組に出演して積極的に情報発信していたことと比較され、西脇知事には京都府議会の中から「知事の発信力が弱い」などと注文を付くこともあった。吉村知事や維新の政策の是非はともかく、未曽有の感染症の中で、知事が府民に一定の安心感を与えることは必要なことだろう。西脇知事もメディアを通じ、情報発信に力を入れていたが、京都府民にとって満足のいくものだったかどうか課題は残した。ただ、西脇知事は京都府と大阪府、兵庫県の「京阪神」に暮らす府民・県民の通勤、通学を考慮し、行動制限の政策を打つ際、両府県知事と自ら連絡を取り合って調整し、歩調を合わせていたという。

　京都府の新型コロナ対策は、大筋、尾身茂氏が会長を務めた政府対策分科会の内容を踏まえ、政府の方針に沿って行われた。各都道府県の知事には東京都の小池百合子知事や神奈川県の黒岩祐治知事らのように個性的で、政府に「物言う」知事がいる。京都府の西脇知事は官僚出身。全国知事会の新型コロナ会議を取材していても、西脇知事においては、冷静に政策の過不足を注文する指摘はあっても、政府を直接的に批判するようなことはなかった。西脇知事は、全国知事会の新型コロナ対策本部の副本部長を務め、

ホテルを活用した宿泊療養の導入や軽症者の重症化を防ぐ中和抗体薬の投与といった政策を打ち出し、全国的にみて早く取り入れたものもある。その一方、政府自体もそうだが、流行が繰り返された第6波、第7波になると、目新しい政策は乏しく、オミクロン株の派生型「BA.5」が流行した2022年夏には、「基本的な感染対策の徹底」を呼びかけるなどで、医療関係者から対策に「新味がない」と言われる状況だった。

　そんな京都府にあって、府幹部が全国で先駆けて導入したことを誇っていたのが「入院医療コントロールセンター」である。京都府は2020年3月末、京都市上京区の府庁内に同センターを開設した。災害派遣医療チーム（DMAT）の医師や看護師らがスタッフを務め、府内の各保健所から集まる新型コロナ感染者の症状や基礎疾患の有無といった情報について、「入院」「宿泊施設療養」「自宅療養」のいずれが適切かどうかを判断する。そのうえで、新型コロナ患者を受け入れる医療機関や宿泊施設との間で入院、入所を調整する。症状が急変、改善した感染者の転院も担った。

　入院医療コントロールセンターについて、府幹部は「全国に先駆けて設置した。保健所または救急と医療機関が直接、患者の入院を個別にやりとりするのではなく、入院の調整を一元化することができた。医療機関が治療の必要な患者を早期に受け入れる。効率的な新型コロナ病床の運用につながっている」と説明する。さらに府幹部は「人口10万人あたりの死亡者数が大阪府、兵庫県より低い」と自負を見せていた。

　この枠組みは、受け入れる医療機関側のベッドがあってこその制度であり、コントロールセンターに詰めている医師が感染者を直接診察しない点で万全ではないとも感じる。

4. オミクロン株の出現

　新型コロナの第5波を迎えた2021年夏は、デルタ株が感染拡大をもたらしていた。この波が終わると、国や都道府県の行政機関にとっては今から思えば、つかの間の「休息」だったのだろう。

　京都府が同年11月25日に開いた新型コロナウイルス感染症対策本部会議では、「新たな日常を続ける先に〜 Withコロナスタイル〜」と銘打たれた。この3カ月前、第5波の8月下旬、京都府内では1日あたりの新規感染者数が600人を超え、新型コロナ感染者が入院できる病床使用率は82.7％に達し、医療機関は限界を迎えていた。この局面を乗り越えた10月、11月には1日あたりの新規感染者数は50人を切る日が続いた。「Withコロナ」というスローガンで、府民に感染対策を続けてもらいながら、経済を回す。聞こえの良いスローガンだったが、長くは続かなかった。

　第5波の病床使用率は府内で8割超を記録し、「医療逼迫」という明らかな課題を残していた。果たして急激な感染者の出現に医療機関は対応できていたのか。疑問に感じた私は12月上旬、弊社企画「コロナ禍のゆくえ」で、西脇知事にインタビュー取材を申し込んだ。当時のやりとりを一部抜粋する（2021年12月17日付京都新聞朝刊掲載）。

Q.第5波では8月に急激に感染者が増加し、同月下旬には1日当たりの新規感染者数が601人に達した。医療体制はどうなっていたのか。
A.**西脇知事**「第5波の感染拡大には非常に懸念を覚えていた。8月12日、コロナ患者を受け入れている病院の院長と看護部長に集まってもらい、オンライン会議を開いた。そこで私自ら、病床の確保をお願いした。医療機関の尽力で、当時の511床を9月

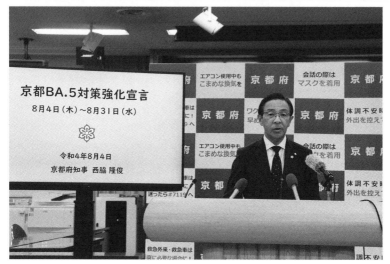

新型コロナ第7波の対策について記者会見を開く京都府の西脇隆俊知事

2022年8月4日、筆者撮影

上旬に738床まで引き上げることができた」

Q.しかし、医療現場は逼迫し、8月下旬には自宅療養者が過去最大の4495人となった。

A.**西脇知事**「地域の医療機関と連携して自宅への訪問診療や電話診療を行う医療機関を増やした。いろんなシステムを作り、第5波はぎりぎりのところで耐えられたというのが正直な思いだ」

Q.第6波にどう備えているのか。

A.**西脇知事**「国から示された枠組みに沿う形で、臨時医療施設110床を含む855床を確保する計画を作った。このうち即応できる病床669床を準備している。第5波では自宅療養中に救急車を呼んで入院した人もいた。自宅療養者の健康観察を強化するため、保健師がこうした業務に専念できる応援体制を整えた」

Q.変異株「オミクロン株」への対応はどうする。

A.**西脇知事**「京都府独自の措置として、新型コロナの新規感染

者には全員入院してもらい、オミクロン株かどうか調べている。市中感染を防ぐため、オミクロン株陽性者の濃厚接触者は宿泊療養施設への入所を依頼している。感染症が流行しやすい季節となり、年末年始で人の流れも増えるため、警戒を強めている」

　西脇知事への取材の後半に登場するオミクロン株の感染者が、京都府では2021年12月下旬、初めて確認される。まだ、この時期はオミクロン株かどうか新型コロナ感染者1人1人のウイルスを検査する余裕があった。しかし、翌2022年1月になると、急激な感染拡大期に突入することになる。その取材の中で、京都府が積極的に出したがらない基礎データの重要性を改めて痛感することになる。

5. 対策本部会議の資料に登場しない数字

　京都府の新型コロナ対策を決定する機関は、新型コロナウイルス感染症対策本部会議となる。西脇知事をはじめ、副知事のほか各部の部長級、警察本部長ら約20人で構成する。知事が会議の長を務め、議事を進行するスタイルだ。オブザーバー的な立場で、京都府医師会会長と京都市の危機管理部門の幹部も出席する。会議はフルオープンの形式で、京都府政記者クラブに加盟する各報道機関の記者が取材する。

　対策本部会議に先立って行われることが多い「京都府新型コロナウイルス感染症専門家会議」は、京都大学や京都府立医科大学、京都府医師会などから医師や有識者ら9人程度で構成している。専門家会議は患者の個人情報を扱うという理由で、取材は冒頭のみに限定され、大半は非公開となっている。

　感染対策の内容が決定される対策本部会議では、知事の進行の

もと、担当部長が感染者数の推移、年代別の感染者数、感染経路、クラスターの発生状況、入院者数の推移などを説明していく。まん延防止等重点措置といった対策を取る際は、事業者や教育機関に関することも報告される。会議の終盤、必ず西脇知事が「ご異議ありませんか」と確認したうえで、対策を決定する。事前にすり合わせた内容が議題に上がるので、各部長から異論が出ることはない。

　感染力の強いオミクロン株が流行した第6波では、連日のように死者が1人だけでなく2人、3人などと複数の人数が公表されていた。ただ、京都府の対策本部会議資料には累計の死者数のデータは記載されない。日々の1日当たりの新規感染者数と合わせて公表される死者数は1桁の数だ。しかし、累計から見えてくることもあるはず。そう考えて、京都府の担当部署に「第5波と第6波の死者数を比べたい」と、まとまった数字を提供するよう依頼した。府の担当者は「時間をいただきたい」と消極的な雰囲気を醸し出す。「毎日提供している数字をまとめてくれるだけでいい」と再度求める。府の担当者は渋々、承諾する。

　京都府が第5波と捉えた2021年6〜12月の約6カ月間の死者数は計52人。一方、同年12月21日〜翌2022年2月17日時点の第6波途中の約2カ月間で死者数は計61人に上り、第5波を早くも上回った。読者に感染対策への危機感を強めてほしいと、すぐに記事で報じた。取材の中で、府の担当者は「新規感染者数の多さが、死者数を押し上げている」と説明した。一理ある。しかし、余り多くを話したがらない担当者の口ぶりに対し、死者数の増加の要因はそれだけではないだろうとの疑問が募っていた。

6. 高齢者福祉施設でのクラスター

　新規感染者数が過去の波を上回る第6波を取材する中、死者数と合わせ、重要な数値に直面する。クラスターの発生件数だ。京都府の新型コロナウイルス感染症対策本部会議では、クラスター発生について月別の件数を公表していた。

　医療機関、高齢・障害者施設、事業所、官公庁、小中高校、保育園など10種類の属性に分けて公表する。2021年12月、医療機関、高齢・障害者施設のクラスターはゼロだった。しかし、2022年1、2月になると、数字が跳ね上がる。1月の医療機関は12カ所214人、高齢・障害者施設は28カ所481人となり、2月は医療機関16カ所355人に対し、高齢・障害者施設は36カ所754人に上った。京都府は「高齢・障害者施設」と一つにまとめている。これについて、何度か担当者に区分けしてほしいと頼んでみたが、何かと理由を付けて断られたことがある。健康状態に差がある高齢者施設と障害者施設を分けて議論できる素地を、行政として提示するべきと考えたが、変わらなかった。

　第6波のクラスターは、高齢・障害者施設が群を抜いて多い。クラスターと死者数が多くなっていることについて、何か関連があるのではないか。その疑問が膨らんでいったことを覚えている。

　第6波の感染拡大は急激だった。2022年1月下旬には4日連続で新規感染者数が2000人を超え、2月9日には過去最多の2996人を記録し、ピークとなった。この間、京都府内の病床使用率は6割を超え、府が医療機関に協力を求め、病床数を増やしても再び増加に転じ、一時7割超となった。いつでも冷静沈着な西脇知事も報道各社の囲み取材に対し、「新規感染者数が非常に多く、医療提供体制が厳しい」と苦しい表情を浮かべる機会が増

えていた。

7. 取材における「留め置き問題」の始まり

　第6波における新型コロナの感染者数はかつてない規模に上り、文字通り「感染爆発」の様相を呈していた。中等症、重症になる感染者が増え、病床使用率が2022年2月中旬には京都府内で75％に達し、高齢者・障害者施設ではクラスターが多数発生していた。そうした中で同年3月、クラスターが発生している高齢者福祉施設の職員を取材すると、耳を疑うような事実を知る。一方では「やはり起きていたか」という思いだった。

　京都府内のある特別養護老人ホームでは、2月初旬から入所者と職員に感染者が出始め、クラスターになった。この特養は約110床、ショートステイ用に約30床がある。感染者が出ると、これまでの経験から施設内で感染者がいるエリアを分けて対応したが、次々に体調を悪くする入所者が出てきて、入所者約30人、介護スタッフ約20人に感染が広がるクラスターになった。

　そうした中、入所する90代男性の容体が悪化し、救急搬送を要請したが、入院先が見つからないまま戻ってくるケースがあった。数日間、施設内で療養したが回復しないため、ようやく入院先が見つかり、病院で治療できることになったが、男性は5日後に死亡した。

　最初の救急要請で、特養の看護師は入院の必要性を訴え、駆け付けた救急隊員も懸命に受け入れ先の病院を探したという。救急隊員は付き添った看護師に「受診だけならという病院しかない」と告げる。到着した病院の医師は申し訳ない表情で「病床がいっぱいなんです。脱水と肺炎の症状があり、本来なら入院が必要なのですが、今日はお引き取りください」と説明したという。

この特養の職員は取材に対し、「医療機関も大変だから責められない」と努めて冷静に話した。90代男性が亡くなったことについては「もっと早く入院できていたら、と思う。命が危険な高齢者を素早く入院させられるだけのコロナ病床が足りていなかったのではないか」と悔しさをにじませた。

　90代男性の出来事は、入院の必要な新型コロナ感染者が、入院できず施設に残る「留め置き死問題」だったと言える。90代男性がすぐに入院できなかった時期は2022年2月中旬だ。このころ、京都府の新型コロナの病床使用率は7割台だった。数字上では、約3割のベッドが空いているように見える。京都府は2月1日、感染拡大に備え、新型コロナ患者の受け入れ病床を48病院709床から49病院872床に増床している。それでも入院できない事態とは、どうしてなのか。

　行政の「悪く思われたくない」と批判を恐れる体質を感じ、872床のからくりと、厚生労働省が公表しているデータから「留め置き問題」の実態を見つけることになる。

8. 実は、病床使用率100％超の病院が多数

　厚生労働省は新型コロナウイルスに対応する医療提供体制について、47都道府県にある医療機関ごとの病床数や入院者数のデータを定期的に更新していた。おおむね2週間ごとに数字が更新される。この数字を見ることで、各地の医療機関が新型コロナ患者用のベッドをいくつ用意し、入院患者が何人いるかが分かる。オミクロン株が流行し、第6波の渦中にあった2022年2月中旬は、全国の死者数が高齢者を中心に連日100人台となっている最悪の時期だった。

　厚生労働省が公表する医療提供体制について、この2月中旬に

おける京都府内のデータを見ると、京都府が自ら発信していない事実があった。

　京都府内の新型コロナ患者の入院を受け入れる49病院のうち、約3割にあたる16病院で、コロナ病床が満床または定員を超過する状態にあったのだ。病院ごとの状況を説明する欄には「病棟スタッフに陽性者発生。マンパワー不足のため新規入院制限中」と記す病院もあった。新型コロナ患者を受け入れていながら、残り少ない空床で患者を受け入れたくても医療スタッフが感染し、人員が不足する窮状を訴えていた。病院側の苦しい実情が垣間見える。

　厚生労働省のデータは別の見方も示す。2次医療圏ごとの病床使用率を算出でき、住んでいる身近な地域の病床の逼迫状況が分かるのだ。京都府の2次医療圏は6地域で構成している。2022年2月中旬時点の2次医療圏ごとの病床使用率は、受け入れ病院数が少ない南丹圏（2病院）は91％、京都市を抱える京都・乙訓圏（29病院）は89％に達し、山城南圏（2病院）は82％となっており、病院数が多く、人口が集中する京都市を含む圏域の状況がかなり深刻だったことが見えてくる。こうした住んでいる地域の状況が分かるデータについて、京都府から進んで公表されることはなかった。

　北は日本海、南は奈良県などに接する縦長の京都府において、府内全体の病床使用率は7割台だが、地域によってはコロナ病床の「空床」がなかったのだ。だから、先述した特養に入所していた90代男性のように受け入れ病院が見つからず、施設に戻されるケースにつながったのだろう。コロナ病床が満床になっていた病院が多数あることを報じるため、京都府の医療担当者に取材すると、当時、「病床の稼働に余裕のある状況ではなかった」と素直に認めた。コロナ患者を受け入れていたある病院の院長は取材

に「必要な治療を終え、療養期間が明けたコロナ患者に転院してもらい、コロナ病床を早く空ける取り組みを充実させる必要がある」と課題を挙げていた。

さらに、もう一つの課題を指摘したい。各都道府県が公共施設やプレハブを活用した臨時医療施設だ。京都府の場合、府立体育館を臨時医療施設「入院待機ステーション」とした。体育館の中に110床のベッドを用意し、医療スタッフを常駐させて容体の変化を見る位置付けで運用していた。

運用を始めたものの、収容した人数は連日10人未満と低迷した。入院待機ステーションで過ごすなら、自宅で様子を見るということになった人も多かったとみられる。入院待機ステーションには医師や看護師を配置したが、介護が必要な高齢者を受け入れる態勢まで取っていなかった。このため、医療機関の病床を補完する役割を十分に果たせなかった。

臨時医療施設110床分について、新型コロナ病床にカウントされていた。臨時医療施設を含めることで京都府内全体の新型コロナ病床の総数は当然増える。一方、入院待機ステーションの利用は低迷していた。このため、京都府が公表する府内全体の病床使用率は下がった状態の数値となっていた。

仮に、実際の医療機関だけの病床使用率が公表されていれば、病床使用率はぐんと上がり、府民は医療逼迫の深刻さをダイレクトに感じ取れたはずだ。新型コロナ禍が始まって2年になろうとした第6波の中、重症化しやすい高齢者をどう守り、治療につなげるか。必要な医療体制とは。クラスターが多発する福祉施設を社会として、どうサポートするか。こうした課題を府民が共有できるきっかけになっただろう。新興感染症において、むやみに恐怖をあおるべきではないが、行政は府民を信頼して適切な数値を公開するべきだ。

**京都府が2022年9月21日に開いた
第73回新型コロナ感染症対策本部会議で示した病床使用率のグラフ。
8割を超過した時期があった。**

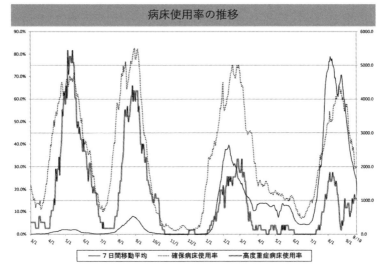

病床使用率の推移

凡例：7日間移動平均　　確保病床使用率　　高度重症病床使用率

出典：京都府作成

9. 第7波で留め置き問題はさらに深刻な事態に

　第7波（2022年6月15日〜10月12日）は、第6波を超える
感染者数に見舞われた。要因はオミクロン株の派生型「BA・5」
の流行だ。新型コロナの感染が始まって2年半を過ぎてなお、ウ
イルスとの闘いは終わらなかった。

　全国的な流行と同様に京都府でも「BA・5」の感染拡大は起き
る。2022年7月の感染拡大期は、前週比2倍のペースで感染者
が急速に増える事態だった。

　京都府は高齢者施設で起きたクラスターの多発を教訓に、第6

波の後、高齢者施設への医療提供体制を再構築する。介護職員への感染症研修の実施、施設内で感染者が出た場合の医療的ケアを支援する看護師の確保などである。ただ、こうした取り組みが、どこまで効果を上げたかは未知数だ。第6波で取材した特別養護老人ホームのように、第7波でも高齢の入所者が感染しても入院できない「留め置き問題」が起きていた。

10. 福祉施設に入所する高齢者が入院できない

　少子高齢者が進む京都府の北部地域にある入所型の高齢者施設。2022年8月、新型コロナに70代〜100歳代の約15人が感染し、クラスターが起きた。施設によると、感染した高齢者は、心不全や高血圧、認知症など重症化リスクがあり、要介護5の人もいる。ある高齢女性が感染して数日後、酸素飽和度の数値が下がり、呼吸不全のおそれがある87％になった。食事が取れず、普段の元気はなく、ぐったりしている。施設は保健所に対し、「入院できないか」と要請したが、病床に十分な空きがないことから、入院は見送られた。新型コロナの診療手引きによれば、酸素飽和度が93％を下回れば、呼吸不全を想定し、高度な医療を施せる機関に移す必要があるという。高齢女性は新型コロナの療養期間は持ちこたえたが、十分に回復することなく感染から約1カ月後、死亡した。死因は「老衰」とされた。

　日常から介護者として高齢者をケアしている職員らが、頼みの綱としてすがるような思いで、入院を要請する。電話を受けた側も多くの空床があれば、入院先を紹介しただろう。それが叶わない事態こそ、新型コロナウイルス禍で、ひそかに起きていた「留め置き問題」だ。

　施設は体調の悪化を防ぎ、快方に向かうようできる限りの処置

をした。しかし、そこは病院ではない。医療機器、処置の方法に限界がある。施設職員は「入院して手厚い医療を受けられていたら、今も元気だったかもしれない」と悔やんだ。そして、「これは社会的な問題だ。病床の空きがなく、医療逼迫が理由だとしても、なんとかならなかったのか」と憤った。第7波では、この施設以外でも留め置き問題が起きている。

　京都府では第7波の渦中である2022年7月、急激な感染者の増加を受け、府内の医療機関の長宛てに「万全の医療提供体制を確保するため、病床を維持いただくとともに、円滑な入院受け入れが可能となりますよう、改めて、御協力のほど、何卒よろしくお願いいたします」と要請していた。それでも、介護施設の現場の実感として、要請しても入院が実現しない事態が生じていた。

　留め置き問題は特定の施設だけに起きたことはでない。京都市内の高齢者施設で構成する団体は、加盟する施設のクラスターの多発を受け、第7波の期間中に緊急アンケートを実施した。そこで見えてきたのは、「救急要請したが受け入れ先がなかった」、「入院できないまま施設内で死亡した」という留め置き問題と言える事例が10件もあった。団体は京都府に対し、「高齢者施設の医療体制が脆弱な中で、急変時や重篤な入所者は速やかに入院できるシステムの構築」を求めて要望書を提出した。団体の担当者に要望書について取材すると、ある施設の切実な意見として、胸が締め付けられるような内容があった。

「目の前で苦しむ高齢者の姿をみて、助けることができず、ただ無力だった」

　介護職員が救えた命だと実感を込めて語る言葉には、事実の重みが込められている。そもそも福祉施設に対し、行政側は施設内で療養してもらう形を取り、「施設任せ」にしたと言えるのではないか。福祉施設は医療機関と違い、看護師の配置人数は明らか

に少ない。施設は、生活する場だ。配置されている医師は感染症専門医でなく、治療面で十分な対応は難しい。福祉施設へのアンケートや取材から見えてきたのは、救えた命があったということだ。

第7波がやや下火になった2022年9月上旬、京都府の西脇知事の記者会見があり、留め置き問題を念頭に置き、第7波において医療体制の課題を問うた。

西脇知事の回答は「医療従事者に感染者、濃厚接触者、子どもの通っている保育園が閉園になるとか、医療現場のマンパワーは厳しかったと思っている。そこを乗り切り、医療へのアクセスが適切に提供できなかったという事態はなんとか回避できたのではないかと思っている」とし、さらに「入院医療コントロールセンターで、患者さんの情報をひとつひとつ丁寧にみながら、入院が必要な方については、入院調整をさせてもらっている。高齢者の人で体が衰弱しているとか、基礎疾患がコロナでより悪化したとか、そういうことも判断し、入院調整しているので、一番厳しい状況は脱し、適切な医療につなげることができていると思っています」と述べた。

福祉施設の現場感覚とは離れた認識であり、この会見を受け、京都府に対応を改めることを求める記事を書いた。福祉施設の感染者に対する入院可否の判断が、生死をどう分けたか実態把握すべきだと。施設側が入院の必要性を訴えた時、確実に入院できる体制の構築も求めた。

11. 命の選択がなされる現代社会の病巣はどこに

政府の新型コロナ感染症対策分科会で会長を務めた尾身茂氏は2022年春以降、社会経済活動を平時に移行するため、「社会とし

て許容できる死亡者数やその基準に関して提言を出す必要がある
と思うようになった」としている。しかし、結果として、こうし
た提言は出していない。何を根拠にどの程度なら許容できるか究
極の選択について専門家は何度も勉強会を開き議論したが、提言
を出すことはできなかったという。見過ごすことのできない議論
だ。政府の政策決定を左右し続けた分科会で、「許容できる死」
について議論されていた。そこまで新型コロナウイルスは日本社
会を追い込んだのか。許容できる死の対象はどんな人か。答えを
出す行為にぞっとする。

　日々、膨大な感染者が発生し、その中に重症、重症化の恐れの
ある患者が存在した。軽症から重症に急変する患者もいる。どん
な症状の人を入院対象にするかという線引きが行われる。その中
に「寝たきりの高齢者を治療して意味があるのか」「医療資源は
未来ある人に振り向けるべきだ」といった命を選別する思考が社
会の中になかったとは思えない。要介護認定を受けている入所者
を入院させることで、QOL（生活の質）を悪化させてしまうから、
施設にいたまま療養したほうが良いという声もあった。

　2019年11月末、京都市で難病の筋萎縮性側索硬化症（ALS）
を患う女性から依頼され、薬物を投与して殺害したとして、翌年
7月、主治医でない医師2人（うち1人は後に医師免許取り消し）
が逮捕される事件が起きた。SNS（交流サイト）で出会った女性
と医師。医師は殺害当日に初めて直接女性と会い、マンションの
一室で胃ろうから薬物を投与した。滞在時間はわずか約15分間
だったとされる。医師が、死にたいと願った女性に関与したとは
いえ、過去に起きた「安楽死」事件とは全く異なるものだ。しか
し、ネット上の投稿では女性がALSであることを理由に「死な
せてあげて何が悪い」といった医師の行為に対する肯定論であふ
れた。この医師は『扱いに困った高齢者を「枯らす」技術』とい

う電子書籍を出していた。1人の医師だけに存在する考え方なのか。それとも社会の歪みとして帰結したものなのか考えてほしい。

　この事件も取材した立場としては、ALS患者嘱託殺人と新型コロナにおける留め置き問題がどこか通底していると思えてしまう。それは、経済的価値を生まないと利己的に決めつけ、死亡しても仕方ないという無自覚な思考だ。

　生まれる前から選択されてしまう命もある。胎児の疾患を調べる出生前診断においても、ふるいにかけられる。

　新型コロナ禍では、本来は生き長らえることが可能な人を、医療逼迫の影響を理由にして入院をコントロールし、施設に留め置くという選択が各地で起きた。感染症のパンデミックはこの先も起こり得る。そのときも、施設に留め置かれる人の犠牲に目をつぶり、命に優劣をつける社会を是とするのか。老いたときに我が事と捉えるのでは遅いことに気付いてほしい。そして、新型コロナ禍では、治療を受ければ助かった命があったことを忘れてはならない。

参考文献

岡田晴恵、田代眞人「新型コロナ対策の妥当性を問う　特措法制定の当事者として」岩波書店『世界』2022年6月号

神里達博「パンデミックが照らし出す『科学』と『政治』」岩波書店『世界』2023年2月号

尾身茂『1100日間の葛藤　新型コロナ・パンデミック、専門家たちの葛藤』日経BP、2023年

児玉真美『安楽死が合法の国で起こっていること』筑摩書房、2023年

第 7 章

コロナ「留め置き死」を 考える

——アンケートと事例が 明らかにしたこと

尾崎　望
（小児科医・社会福祉法人保健福祉の会理事長）

この章では、これまでの報告を振り返りながら「留め置き死」が投げかけた問題を考えてみたい。そこに焦点をあてる意味は序章で横山氏が整理したように「『放置死』の多くは医療機関や保健所のひっ迫によって直接引き起こされたと考えられるのに対し、「留め置き死」は人為的な関与の下に引き起こされたものである疑いが拭えない」という点にある。言うまでもなく医療資源のひっ迫下において患者数の爆発的増大が、そのまま医療にたどり着けない人の増加につながってはならず、介在する患者を医療につなぐシステム＝医療制度や公衆衛生の制度が適切に機能したか否かについて精査されなければならない。これは本書の主題の一つである。その点を踏まえたうえで、ここでは「留め置き死」が高齢や障害を理由とした命の選別であったことに注目する。「留め置き死」を考察することは、医療制度の問題をえぐると同時に、命の選別の問題を浮き彫りにすることである。本章ではこの二つの角度から「留め置き死」の問題を考える。

1. コロナ禍で起こった「留め置き死」の実態

(1)高齢者施設・精神科医療の現場で起きたこと

　京都府によれば第6波から第8波までのコロナ感染による総死亡数は1340人、うち自宅での死亡57人、施設内死亡221人である。221人すべてが入院を希望したにもかかわらず施設に留め置かれたかどうか判断できないが、中村氏らの調査結果では、施設内療養となった陽性者のうちの47％は入院が必要と判断されたにもかかわらず施設内療養を強いられていた。この数字からは施設に留め置かれて命を失った入所者が少なからず存在したことが推測される。また入院できなかった理由は「保健所、救急隊員から入院するところがないといわれた」45％、「府の入院コントロール

センターが入院不可だと言っている」26％，そして少数ながら
DNAR指示の有無が根拠とされた事例もあった。井上ひろみ氏は
全国の高齢者施設調査から、京都だけでなく全国的に同様の事態
がおこっていたことを示した。入院できなかった理由は「病床の
ひっ迫」76％、「国または自治体が設けた入院基準を満たさなかっ
たため」30％、「自治体や病院から施設で看取るように言われた
ため」23％と続いた。

　メディアもこの事態を報道した。しんぶん赤旗は昨年12月に
「2022年秋から23年初旬の第8波では、判明しているだけで死亡
者の2割近くが高齢者入所施設で亡くなっていることが明らかに
なった」と報じ、「若い人を助けなければならないので高齢者は
施設で看取ってほしい」、「人工呼吸器など延命治療を希望してい
ない人は施設にいても同じ」と入院調整本部からいわれたという
高齢者施設職員の言葉を伝えた。

　一方、精神科医療現場におけるコロナ感染の実態も報告された。
塩見氏によると2021年9月時点までの精神科病院内での感染者
が3602人、そのうち転院先が見つからないまま死亡した人が235
人存在したことを明らかにした。さらに精神科病院の入院患者で
あることを理由に転院を断られたケースがあり、一部の都道府県
（保健所）では「精神科病院の患者の転院は不可」との差別的な
対応がされていたことも判明した。

　この一連の報告は、高齢者施設や精神科病院において、入院が
必要であるにも関わらず入院できず多くの命が失われていた事実
を示している。多くの場合、その背景には入院するところがない
＝医療のひっ迫があった。しかしさらに重要な点は高齢であるこ
と、精神疾患の患者であることを理由とされたことである。「留
め置き死」が稀ならず起こっていたのである。

(2) 入院に至らなかった理由

　入院を拒否された理由についてさらに立ち入って考察してみたい。藤田氏が紹介した例は、入院治療に結びついて幸いにも一命をとりとめることができたケースであったが、入院に至る経過は平たんではなかった。藤田氏は「入院医療コントロールセンターの医師が入院対象ではない」という判断を下したこと、その理由として「施設で酸素の対応ができる。点滴・投薬の対応ができる。延命を望んでいない」との説明があったと報告している。まず問題にすべきはコントロールセンターの医師が入院対象を決めている点である。京都府は「コントロールセンターは入院の可否判断ではなく調整をしている」と説明するが、事例が報告する事実は「入院の可否判断」そのものであり中村氏らの調査結果もそれを裏付けている。対面で診察していない医師が入院の要否を判断できるか、してよいのかが問われる。この点に関する医療界の受け止めを知るうえで示唆的な議論が現在進行している。2022年以降恒久化された初診からのオンライン診療である。これに対し日本の医学会を代表する学術的全国組織の日本医学会連合は、いち早く「問診と画面越しの動画のみで診断を確定することのできる疾患はほとんどない。初診のオンライン診療はかかりつけの医師（背景の分かっている患者に対して行う場合のみ）初診からのオンライン診療が行うことが原則である（原文のまま）」とくぎを刺した。今の時点で医療界は、オンライン診療は極めて限定的になされるべきものだということを共通認識としている。いわんや状態が悪化し入院が必要という段階で、初めて対応する患者の状態をデータのみで判断することは一致点にはなりえない。

　二つ目に「施設で対応が可能であること」が入院不要の理由とされたことである。「留め置き死」が多数報告された特別養護老人ホーム（以下、特養と表記）や介護老人保健施設（以下、老健

と表記)の位置づけを明確にしておく必要がある。特養は介護保険法において生活を支えることを目的とする施設と規定され、一方の老健は全国老人保健施設協会によると、高齢者の自立を支援し家庭への復帰を目指すためことを目的とする施設と規定されている。詳細は省くがこの二つの施設間で違いはあるものの、ともに医療施設ではなく急性疾患や重症患者の治療を想定した設備や人的体制は用意されていない。付言すれば精神科病院にも急性期対応の施設、スタッフは限界がある。

　制度上も医療界の共通認識からも逸脱する理由をもって入院を拒否したのは、医療ひっ迫＝入院するところがない、だから何とか入院させないための口実が必要、こうした流れからこの二つの理由が持ち出されてきたものと推測する。入院の可否を判断できないところが判断し、重症患者対応をできないところが対応させられた結果が多くの「留め置き死」を生み出したわけである。

(3)感染対応最前線の現場の実態

　一方、感染急増に対応した現場の実態について、まず吉中氏の報告を振り返る。そこでは軽症・中等症患者に対応するために2病棟(80床)を27床のコロナ病床に充てたこと、そして重症度看護必要度が圧倒的に高くなり看護師を多数必要としたことが報告された。コロナ患者を受け入れることでトータルの病床は削減され、コロナ対応のために多くの医療スタッフが必要とされたため日常の医療活動を制限せざるを得ない状況に追い込まれている。京都府保険医協会が実施したアンケート調査もこれを支持する。回答を寄せた民間病院の約4分の1が確保病床数を越えて多数のコロナ患者を受け入れており、この間のスタッフの業務負担はきわめて過酷であったこと、また病床転用とスタッフ移動のため地域医療に多くのしわ寄せをきたしたことが容易に推測される。感

染爆発の中で民間医療機関が、地域医療を犠牲にしてもコロナ対応に協力した事実は注目する必要がある。

　また井上淳美氏による京都市保健所の実態報告は、京都市が保健所本体の人員増ではなく応援態勢で感染拡大を乗り切る方向を採ったことによる混乱を浮き彫りにした。応援職員間での情報共有・連携不全による業務の混乱、住民への多大なしわ寄せ、コロナ禍にあっても求められる本来の区役所業務への支障、極端な超過勤務による職員の心身の変調と退職など矛盾が噴出した。また井上淳美氏は医療状況が逼迫した状況の中で患者・住民と入院コントロールセンターの狭間に立たされた保健師の苦しい胸中を述べたが、それは感染拡大に後追いする形で作られていった様々な制度が適切に機能せず、随所に軋轢を生じた事の反映である。井上報告から読み取れるのは、感染爆発に対し応援態勢で乗り切ること自体に無理があり、求められたのは保健所本体の強化だったことである。

　ここで我が国の感染症対応の歴史について、体制面から少しふれておきたい。元川崎医療大学の波川京子氏によると、1994年に保健所法を全面改正した地域保健法は「感染症の時代は終わった。これからは高齢者福祉の充実を図る」という掛け声で保健所の削減が強行され、1990年に全国で850カ所あった保健所は2021年には470カ所まで減らされた。全国的動向と同様、京都市は2010年に市内11各行政区に存在した保健所を1カ所に統合した。そこに働く保健師は数名という状況でコロナ感染に立ち向かわねばならなかった。

　同様に国は感染症病床を1万2199床（1990年）から1809床（2019年）まで減らした。これで感染拡大に対処できるはずはなく、早々に国は本来感染症法上の2類疾患は感染症病床入院とすべき原則を撤廃し、一般病院に受け入れを要請した。京都府にお

いては2020年1月時点での第2種感染症病床は38床しかなかった。2023年3月時点で1027床の受け入れ病床が備わることになったが、全934床のうち民間医療機関が570床、61%を受け持った（厚労省のデータによる）。民間医療機関の貢献は少なくなかったのである。

　この節では医療ひっ迫のさなかに高齢であること、精神疾患患者であることを理由として高齢者施設と精神病院で多くの「留め置き死」が生じたことを述べた。またその経過において診察なしで入院可否が判断され、施設に急性期治療が丸投げされたことの問題点を指摘した。矛盾を抱えながらも医療機関は行政からの要請にこたえてできる限りの協力をし、保健所は応援態勢で対応したが、それをもってしても「留め置き死」を防ぐには至らなかった。次節ではその背景について考えてみる。

2.「留め置き死」が問いかけるもの　　　——医療のひっ迫と命の選別

(1)医療のひっ迫

　急増する感染拡大に対処するには日本の医療資源・公衆衛生資源は圧倒的に不十分であった。「留め置き死」をきたした根本的原因は医療のひっ迫である。厚労省は国内でのコロナ感染第1例目の報告後いち早く、入院対象を高齢者や基礎疾患を有するものに限定し、それ以外の無症状者・軽症者は自宅療養を原則とし、それ以後も入院対象の制限を進めた。その根拠は「感染の拡大」と「医療のひっ迫」、すなわち病床、医療機器、スタッフなどの医療資源が感染の爆発的増加においつかず圧倒的に不足する状態であるという判断であった。同様に保健所業務のひっ迫を根拠として保健所の積極的疫学調査の対象範囲も縮小されていった。入院制限により極めて多くの感染者が在宅や施設に残され、その結

果多くの在宅死と施設内「留め置き死」を生み出すに至ったのである。

　なぜ爆発的に増加する感染者に医療資源の拡大が追い付かない状況が生じたか、その検討が必要である。この間国内外で様々な方策が模索された。がん研究者でコロナ感染に関しても造詣の深い黒木登志夫氏は、アメリカ、イギリス、中国、スペイン等では早期の段階で1000床から5000床の臨時医療施設を設置し対応したことを紹介し、中等症Ⅰまで対応可能な臨時医療施設の必要性を主張した。これらの国が必ずしもコロナ対応において成功しているわけではないが、同様の対応が日本でなされておれば医療のひっ迫は軽減できたのではないかという主旨である。一方国内では2021年9月に大阪府が約60億円をかけて臨時医療施設を開設したが、利用者は1日最大70人、累計でも約300人にとどまり9カ月後に閉鎖された。病床の転用という対応策は海外でも行われたが、その規模は日本の比ではない。イギリスは50％、フランスは80％の病床をコロナ専用に転用するなど極めて大規模な施策を実行したことが報告されている。

　また入院対象とならない感染者の安静・療養のための場として、各都道府県の責任で宿泊療養施設が開設された。ここは医療施設ではなく65歳以上、呼吸器疾患のあるもの、糖尿病・高血圧・腎疾患・心疾患などで臓器機能が低下している恐れのあるもの、妊婦は入所対象から除外され、医師体制も「往診やオンライン診療のみで対応した」23.9％、「日勤帯のみ医師を配置した」6.5％、「医師の配置はなかった」4.3％などに示されるように極めて脆弱であった[*1]。京都の状況もほぼ同様である。しかし感染拡大とともになし崩し的に高齢者・基礎疾患を有する感染者の入所が増え、

＊1　新型コロナウイルス感染症対策に係る宿泊療養施設に関する調査集計結果（速報版）について. https://www.med.or.jp/nichiionline/article/010469.html（2024.2.1閲覧）

重症化して搬送される例も急増し、なかなか入院先が見つからなかった実態も報告されている[*2]。

こうした事実が示すように、日本では感染急拡大に対応した医療資源の拡大に成功していないといえる。医療制度の違いがあるもとで国際比較は慎重にすべきであるが、患者受け入れキャパシティという面では、諸外国と比較して日本は病床の転用も限定的で、臨時医療施設も十分に機能せず、その結果、極めて不十分な医療資源でコロナ感染爆発に対応せざるを得なかった。そこには日本の医療の持つ独自の問題がある。歴史的経過も含めた日本の医療制度に関する総括的な説明は序章の横山論考に詳しいので、ここではコロナ禍が露わにした具体的な事実から考えてみたい。第一にあげられるのは国際的にみても日本の人口当たり医師数は極めて少ない点である（図①）。この医師体制では平時の診療を支えるのが精いっぱいで、臨時医療施設や転用したコロナ専用病床を担えるだけの医師の余裕はもともと備わっていなかった。この点は日本のコロナ対応の医療専門家としての責任を任された尾身茂氏も東京都を例にあげて「医療従事者の人の問題だ」と強調している[*3]。なおここでは詳細を触れないが日本の病床当たりの看護師数も決して多くない[*4]。日常的なスタッフ体制の余裕のなさは医療資源の拡大の桎梏となったといえる。

さらに診療報酬による制約があげられる。引き続く低診療報酬政策のもとで民間病院は病床をフル稼働させなければ経営を維持できず、診療所もまた朝・昼・夜と外来診療や往診にあてなければ成り立たないという事情があった。余裕を持ったスタッフ体制

＊2　武田貞子. シンポジウム③「ホテル療養の現場から」. 京都医学会雑誌.2023,70;46-52.

＊3　広野真嗣. 奔流. 東京：講談社,2024

＊4　黒木登志夫. 変異ウィルスとの闘い. 東京：中央公論新社,2022.

図① OECD38か国＋中国、インド、ロシアなど6か国における 人口1000人当たりの実働医師数（2000年と2019年）

国際的にみて日本の医師数は極めて少数であり、 19年間での増加も少ない

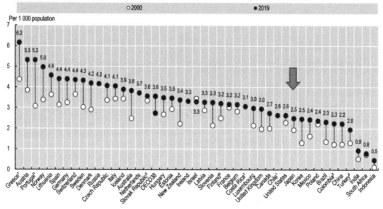

出典：2021年11月9日　OECD雇用局医療課 藤澤理恵「図表でみる医療2021：日本」https://www.oecd.org/health/health-systems/Health-at-a-Glance-2021-How-does-Japan-compare.pdf

を備えておけない事情も、つまるところ低診療報酬に行き着く。こうした状況において病床を転用する余地は限られ、臨時施設を担う医師・看護師など人的資源を生み出す余裕はなかったのである。コロナ禍はもともとの日本の医療提供体制の脆弱性を浮き彫りにしたといえる。

　続いての問題は公立・公的病院の果たした役割である。全国的に医療ひっ迫状況における厳しい現場の実態が報告される中で、私たちはいくつかの成功例を経験している。代表例が墨田区モデルで、その高い評価は多くの関係者が一致するところである。新型コロナウイルス第5波のピークだった2021年8月、東京都の重症者は297人に達し、約400人が亡くなったが、墨田区では死

者をゼロに抑えることができた[*5]。墨田区では重症患者治療の中核に都立墨東病院がひかえ、より軽症患者あるいは重症状態を脱した患者を200床以下の民間病院が支えるというシステムが構築され、それがうまく機能したとされている。国が感染症の流行に際し、隔離・治療などの対応を目的として設置されているのが感染症指定医療機関で、全国に367病院あるうちの346病院は公立・公的病院が占めている。感染対応という政策的医療を行うために予算の裏付けも得て、民間医療機関では困難な役割を果たすべき医療機関である。感染爆発に際してきわめて重要な役割を果たすべきところであり、実際に墨田区モデルでは公立病院が極めて重要な役割を果たした。しかし横山氏も指摘した通り、国は今、民間病院並みの効率化を求め、整理統合の方針を変更していない。

　以上、医療のひっ迫をきたした背景にある日本独自の医療制度についてみてきた。今後展望するとき考慮すべきことは多々あるが、低診療報酬政策、それに起因する施設体系や医療スタッフの余裕のなさ、公的医療機関の役割の再考は必須である。なお墨田区モデルのシステム構築・運用に際して保健所が重要な役割を果たしたことも知られている。墨田区保健所長はNHKのインタビューに答えて、「国はこれまで保健所機能を削って、検査、PCRを民間委託することでスリム化してきた。しかし今一度危機管理の拠点として、地域のモニタリングをしっかりできる機能や役割を保健所に与えていただき、そのための支援をお願いしたい」と語っている[*6]。保健所本来の役割は縮小してはならない、コロナ対応の渦中、公衆衛生の中心にいた担当者の提言は今後に生かしていかなければならない。

＊5　東京新聞　2021.10.22. https://www.tokyo-np.co.jp/article/138169（2024年2月1日閲覧）

＊6　https://www.nhk.or.jp/covid19-shogen/story/story18/450375.html（2024年2月1日閲覧）

(2)命の選別

「留め置き死」をきたしたもう一つの側面である命の選別について考えてみたい。高齢、精神疾患という人間の属性を明確に限定した入院拒否は命の選別といえる。ここでは①命の選別、②延命治療を望まないという意思表示、③自己決定権、の3つの視点から整理する。

1）命の選別

医療界ではパンデミック早期の段階で生命・医療倫理研究会や日本集中治療医学会などが医療資源の配分に関する提言や指針を公表した。医療ひっ迫時、どうしても医療資源の配分を行うことが不可避な状況において、その配分が恣意的にならないための指標という位置づけである。基本には医療資源ひっ迫時には一定の優先順位に基づく医療資源の配分が必要という立場がある。高齢者・障害者を治療対象から除外するとの直接的な言及はないが、医療資源の配分においては「救命の可能性が高い患者を優先する」、「無益性も考慮して…優先的に資源を振り分ける」等の表現は高齢者や障害者に対する命の選別につながる危険性を有する。ここで対照的な提言を紹介する。日本以上のパンデミックに襲われたドイツでもまったく同じタイミングで「COVID-19パンデミックに関連する、救急・集中治療キャパシティの配分の決定についての臨床的・倫理的提言」が公表された。執筆者の一人である集中治療医は「この決定の基準は年齢、基礎疾患の有無、社会的な地位、知的・身体的障害の有無ではない。また患者があと何年生きるかも基準にしない。我々の目的は年老いた人、若い人、認知症のある人でも、生存のチャンスのあるすべての人、しかもできるだけ多くの人の命を救うことだ」と強調している[7]。その

---

[7] 熊谷徹. パンデミックが露わにした「国のかたち」. 東京：NHK出版, 2020.

後の感染爆発時においてこの原則が崩されなかったか否かに関する詳細な情報は把握できていないが、少なくともドイツでは人の命に優先順位をつけるという立場は否定した。吉中氏が紹介したように、国内でもこれら提言が無批判的に受け入れられたわけではない。高齢者医療、プライマリー医療などにかかわるいくつかの学会は批判的見解を表明している。その立場を端的に表しているのが「感染症の流行期においては医療崩壊を招かない対策がまずは重要であるが、万が一医療現場でトリアージに直面した場合にも、暦年齢だけ基準としたトリアージはエイジズムそのものであり、最大限の努力を払って避けるべきである[*8]」という日本老年医学会の見解である。

　医療界の外からも提言に対して多くの抗議の声が上がった。例えば全国自立センター協議会等は「優性思想につながる障害を理由とした命の選別が推進されることがないようにしてください」という要望書を首相に提出し、提言が命の選別につながる危険性を持つものであることに警鐘を鳴らした[*9]。また宗教学者の島薗進氏は「命の選別を正当化する論理は弱い立場にある人の排除を是認する論理になる可能性を排除できるか」[*10]と問題提起し提言への批判を表明した。緊急事態といえども命の選別を許容することに関して国民的に合意は得られていない。

　ナチスによる精神障害者・知的障害者の大量虐殺（T4作戦）の研究者であり自らも視覚障害者の藤井克則氏は「大規模な自然災害や経済不況など社会がバランスを崩したとき、決まって障害

＊8　新型コロナウイルス感染症（COVID-19）流行期において 高齢者が最善の医療およびケアを受けるための日本老年医学会からの提言 ― ACP 実施のタイミングを考える ―. https://www.jpn-geriat-soc.or.jp/coronavirus/pdf/covid_teigen.pdf（2024.2.1 閲覧）
＊9　島薗進. コロナ禍で根拠あるトリアージは可能か. 土井健司. 田坂さつき、加藤泰史. コロナ禍とトリアージを問う. 東京：青弓社, 2022: 118-144.
＊10　同上

のある人に被害や影響が集中します…それは優性思想と無縁ではない」と書き、平時において優性思想の台頭を抑えることの意味を強調している[*11]。相模原市津久井やまゆり園で起きた施設入居障害者殺傷事件は象徴的である。事件を特殊な個人の行為で終わらせてはならず、何がそこまで至らしめたかを問うことこそ必要であるという見方は一般的であろう。雨宮処凛氏は、事件前から園では入所者への暴力や、入所者を下にみる支援が行われていたこと、それに接した「彼」が感じた葛藤に付き合う同僚やコミュニケーションの場があれば違ったのではないか、と問いかけている[*12]。日常的に向き合っていく作業は危急時に命の選別を許さないための準備である。我々のこれからの議論は命の選別ではなく憲法13条「すべて国民は、個人として尊重される」から始まるべきである。

2) 延命治療を望まない意思表示というもの

　1節では施設入所者の入院の適否をめぐって看取り、延命治療という言葉がしばしば用いられた状況を報告した。このやり取りが死の前倒しにつながる誤用であることを明確にしておかなければならない。「看取りとは終末期にどんな医療がベストか、患者と家族、かかりつけ医が本人の意向や家族の気持ちを考え相談して決めるもの。入院調整本部や保健所が決めるものではありません」、これは実際に高齢施設に留め置かれた患者を診察した医師のコメントである[*13]。あまりに看取りや延命治療の語が誤って使われ、入院拒否の手段とされている現状への怒りの発露と受け取

＊11　藤井克則．私で最後にして　ナチスの障害者虐殺と優性思想．東京:合同出版，2018

＊12　雨宮処凛．相模原事件・裁判傍聴記―「役に立ちたい」と「障害者ヘイト」のあいだ．東京：太田出版，2020

＊13　しんぶん赤旗 (2023.12.29)

れる。

　まず終末期とは「症状が不可逆的かつ進行性で、その時代に可能な限りの治療によっても症状の好転や進行の阻止が期待できなくなり、近い将来の死が不可逆となった状態」（日本老年医学会）である。延命治療という語は医学的に定義されたものではないが、一般的に回復の見込みのない終末期の患者に対して、生命維持のために提供される医療行為を指している。家族や医療ケアチームに支えられながら自らの意思で終末期の在り方を決定する過程であるACP（advance care planning）が対象とするのは、可能な限りの治療によっても症状の好転や進行の阻止が期待できなくなった終末期である。新型コロナ感染症に対する人工呼吸器等の治療は、それによってほぼ元通りに回復する可能性を持つものであって「延命治療」ではなく「救命治療」である。延命治療を望まない意思表示はコロナ感染において入院を拒否する理由にはなりえないのである。島薗進氏は「（①で紹介した）提言は医療崩壊に陥ったような非常時状態で行われる判断を、終末期の「救命の可能性が極めて低い状態」の患者に対する治療停止の判断についての基準から引き出そうとしているところに無理がある」と述べている[*14]。前出の医師と問題意識を共有するもので、施設とコントロールセンター等との入院をめぐるやり取りで延命治療を望まないことが根拠とされたことの誤りを指摘するものである。

　関連してDNARについての理解の誤りを指摘しておく必要がある。あえてこれに触れるのは中村氏らのアンケートではDNAR指示の有無が入院の拒否の理由とされているからである。DNAR（心肺蘇生を行わない）については日本集中治療医学会が「DNAR指示は心肺停止時のみに有効であること、人工呼吸器装着など通常の医療看護行為の不開始、差し控え、中止を同時に行ってはな

＊14　島薗進．前掲書

らない、DNAR指示と終末期医療は同義ではない」とする勧告を出し、DNARの誤用を戒めている[*15]。DNAR指示をもって入院での集中治療を拒否する理由にはならないのである。

3）自己決定権

　この項の最後に自己決定権とACPについて取り上げる。日本老年医学会は、今後の超高齢社会における高齢者のエンドオブライフにおける意思決定支援プロセスとして、ACPの概念は無くてはならないものであるという立場から、ACPを推進するガイドラインを公開している[*16]。自己決定権は尊重されるべきものであり、周囲のサポートを支えとして終末期の在り方を自らの意思で決めるプロセスをさすACPの意義については異論をはさむ余地はない。しかしそこにはいくつかの陥穽があるのではないだろうか。本書執筆中まさに現在進行形でALS（筋萎縮性側索硬化症）患者嘱託殺人事件の裁判が進んでいる。明らかになっていない事が多い中で拙速な判断は避けねばならないが、自ら死を望む患者に医師が薬物を投与して死に至らしめることが自己決定権を尊重することと同義なのか、根本的なこの疑問には回答が求められる。

　話をACPに戻すと2018年厚労省は「人生の最終段階における医療・ケアの決定プロセスに関するガイドライン」（改訂）を公表した[*17]。冒頭には人生の最終段階における医療・ケアの在り方として「適切な情報の提供と説明がなされ…本人による意思決定

＊15　日本集中治療医学会理事長西村匡司、倫理委員会委員長丸藤哲. Do Not Attempt Resuscitation(DNAR) 支持の在り方についての勧告 日集中医誌 2017;24:208-9

＊16　日本老年医学会 倫理委員会「エンドオブライフに関する小委員会」. 日本老年医学会「ACP 推進に関する提言」https://jpn-geriat-soc.or.jp/ press_seminar/pdf/ACP_proposal.pdf, 2024.2.1 閲覧

＊17　厚生労働省. 人生の最終段階における医療・ケアの決定プロセスに関するガイドライン」（改訂）平成 30 年 3 月

を基本としたうえで」と書かれている。しかし本人の判断能力以前の問題として、権威勾配を払拭できない日本独特の医師患者関係と、介護家族の置かれている、しばしば困難な状況を考慮するとき、表明された医師が本当に本人の自由な意思かどうかには少なからず疑問が残る。「人の手を借りてでも生きたい」と言えない人が出てくるのではないだろうか、宮子あずさ氏のこの指摘が持つ意味は重い＊18。さらにガイドラインは「本人の意思は変化しうる」として話し合いが繰り返し実施される必要性を述べている。しかし一度表明された「延命を望まない」という意思表示が、医療者や家族や行政によりその真の意図を逸脱し、またその範囲を超えて用いられる危険性は無視できるであろうか？　コロナ禍で起こったことはまさにこの危惧を裏づける。患者の自己決定権を支えていくための努力が重ねられていく一方で、この言葉が一人歩きしていく危険性、誤用・乱用される危険性には注視し続ける必要があると考える。

　以上、この節では「留め置き死」が優生思想と無縁ではない命の選別であること、平時においてその台頭を許さない努力が求められること、また自分の意思で延命治療を望まないと自己決定したという事実が誤用・乱用されていたことを報告した。

3. 「留め置き死」からくみ取る教訓

「戦争は生命の基準値を変質させてしまう」これは藤井克則氏の言葉である＊11。コロナ禍で起きたことは、実は同質のことであった。最後に「留め置き死」から学ぶ教訓についての私見を述べさせていただきたい。一つは感染爆発に備える医療資源とシステム

＊18　宮子あずさ. まとめない ACP　整わない現場、予測しきれない死. 東京：医学書院, 2021.

の準備であり、もう一つは平時に命の倫理にかかわる感覚を研ぎ澄ましておくことであろう。前者が意図するのは、次のパンデミックに直面した時に「留め置き死」を繰り返さないためにまず必要なことは医療資源の拡大だということである。おそらく大方の人が一致できることと推測する。医療資源の不足を前提に、命の倫理にかかわる整理もされないまま医療資源配分の基準を議論する前に、危機的状況を避けるために努力することが優先されるべきである。そのためにはこれまでの医療政策の抜本的な方向転換は必須である。低診療報酬政策、医師をはじめとした医療従事者数抑制、公立・公的医療機関縮小と医療資源の拡大は相いれない。振り返ってみると私たちが感染症の危機に置かれたのは初めてではない。2009年の新型インフルエンザ流行で193人の死者を出した経験を踏まえ、2010年6月、新型インフルエンザ(A/H1N1)対策総括会議は厚労大臣に報告書を提出している。そこには医療体制・人員体制の確保、危機管理体制における保健所、地方衛生研究所の体制強化、PCR検査体制の充実とワクチンの確保、国内での生産、専門家の意見の反映と国の責任体制の明確化など、今次の新型コロナ感染爆発において必要だったことがほぼすべて含まれている[* 19]。報告書は「新型インフルエンザの危機管理対策は…人員体制や予算の充実なくして、抜本的な改善は実現不可能である。この点は、以前から重ね重ね指摘されている事項であり、今回こそ発生前からの体制強化の実現を強く要望したい」の言葉で結ばれている。結果的にこの報告書の内容は活かされることなく、今回の事態を招いてしまっている。先にも名前を挙げた黒木氏は政治の怠慢と医療行政に発言力のある医療専門家の責任をあ

---

* 19　新型インフルエンザ（A/HINI）対策総括会議 報告書 平成22年6月10日. https://www.wam.go.jp/gyoseiShiryou-files/documents/2010/10747/20100617_1_shiryou5_1.pdf,（2024.2.1日閲覧）

げた[*20]。同じ失敗を繰り返してはならない。国民の監視と運動が重要である。

　少し具体的になるが、今回の事態を科学的に評価し、感染爆発時に求められた病床数・医療スタッフ数（サージキャパシティ）を正しく見積もること、それをもとに平時に準備すべきレベルと爆発時にどのように調達するのか、そしてどのような連携を構築するかを明確にすること、その作業においては関係者の集団討議を踏まえること、感染弱者である高齢者と精神疾患の人、障害者に対する特別の配慮、保健所機能の充実強化は欠かすことのできない柱となると考えられる。

　後者はすなわち、今回起こった高齢や障害を理由とした命の選別という事態を起こさせてはならないということである。現在ACP、DNAR、患者の自己決定権、安楽死など命の倫理にかかわる多彩な議論が進められている。これらの言葉が誤って用いられて命の選別が起きたことを教訓としなくてはならない。拙速を避け、当事者と医療・介護関係者のみならず生命倫理や宗教研究者など多くの分野の人の協力も得て、じっくり論議していくことが求められているのではないだろうか。その議論において私たちがよって立つところは、命の差別を許さず、命は平等で、医療へのアクセスは人権であること、このことを繰り返し確認しておきたい。

＊20　黒木登志夫. 変異ウィルスとの闘い. 東京：中央公論新社, 2022.

いのちを
大切にする国を
めざす提言
──刊行委員会より読者へ

松本隆浩
（京都社会保障推進協議会事務局長）

1. 私たちが問いたいこと

(1)顕在化した日本の医療・介護・障害福祉の脆弱さ

　2020年1月15日に日本で初めて新型コロナ感染症の患者が確認されて以降、現在に至るまで、日本国民、いや世界のほとんどの人々は予想もしなかった状況に直面した。そして、新型コロナウイルス感染症は、生活や雇用に大きな影響を与え続けている。新型コロナは、政治や社会など、さまざまな現代の問題点を顕在化した。その一つが日本の医療・介護・障害福祉の脆弱さだ。私たちは、かねてから日本の医療・介護・障害福祉におけるマンパワー不足の解決やいつでもだれでもお金の心配なくかかれる医療や介護を国や京都府などに求めてきたが、新型コロナはこの改善がまったなしの状況にあることを明らかにして見せた。

　新型コロナの影響が語られる時、新型コロナ対策が日本では諸外国（特に欧米）と比して成功した根拠として死亡者数の低さが指摘されることがある。しかし、死亡者数が少ないのは、日本国民の高い衛生意識と感染対策への協力、医療・介護・障害福祉関係者の奮闘などが国と自治体の施策の不十分さを補ってきたからではないか。

　また、アベノマクス配布やGo Toキャンペーンの実施、オリンピック・パラリンピックなどの強行的開催など、国は科学的な根拠もないままにさまざまな施策を進めてきた。こうした施策の一つひとつの検証が必要ではなかろうか。

　日本の医療・介護・障害福祉の分野で明らかになったことは、新型コロナ対策の最前線である医療機関や新型コロナの影響を受けやすい高齢者や障害者施設での貧困な体制、人手不足が課題だということだ。そして、このことが本書で明らかにした「救える

いのちが救えなかった」ことの背景にある。感染専門の医師養成、感染病床の確保、地域保健所の充実、精神科医療での差別的医療の改善はじめ、医療・介護・障害福祉分野での大幅な増員、体制強化が求められる。

(2)医療・介護・障害、各分野の協働の必要性

　2021年12月から2022年6月ごろの新型コロナ第6波の際に、京都府保険医協会の中村次長から「コロナに感染した高齢者や障害者が入院を希望しても施設に留め置かれているらしい」と信じられない連絡があった。医療と介護・障害の分野で、この問題を共有しようと、社会福祉法人七野会・きょうされん京都支部・京都民主医療機関連合会・京都社会保障推進協議会・京都府保険医協会が呼びかけ、「高齢者・障害者施設におけるコロナ患者留め置き問題を考えるミーティング」を2022年6月18日に開催した。このミーティングでは、コロナ患者を受け入れた救急病院、入院を希望したのにできなかった高齢者施設、救急搬送まで長時間待たされた障害者施設、「軽症」と判断されて入院できなかった介護医療院などからの報告が行われた。医療・介護・障害の各分野の参加者は、他の分野の状況、起こっていた事実を知った。「なぜ入院させてくれないのか」「救急患者対応ですべての患者を診ることはできない」など、医療・介護・障害のそれぞれの職場でいのちを守るためにギリギリの対応をしていることへの理解と共感とリスペクトが広がるミーティングになった。そして、このミーティングの内容は、全国のさまざまな会議や集会でも紹介された。中央社会保障推進協議会や日本医療労働組合連合会などの会議や研修の際に留め置きミーティングの報告をすると参加者は皆、「放置死ということが介護の現場で起こっていたなんて」「なんとなく医療にかかることができない人の問題は聞いていたがそこまで

厳しい実態があったとは」と涙ながらに感想を語ってくれた。留め置きミーティングは、その後の「留め置きの問題」を全国に広げていく大きな契機となった。また、京都府が全国に先駆けて接したという入院コントロールセンターの位置づけ、機能に対する評価が課題の一つであることが明らかになった。

ミーティング後、アンケート活動や行政への申し入れなど、新型コロナにおける医療・介護・障害の協働の取り組みが進んでいくことになる。その中で共有された問題意識の一つが、コロナ禍の下で、医療・介護・障害福祉の各分野の協働が十分に機能していなかったのではないかということだ。地域でのさまざまな医療や介護、障害福祉のネットワークのために多くの方々が献身的に努力されているが、新型コロナの下という非日常のもとで、十分な協働ができていたのだろうか。そして、各分野のコーディネートをすべき行政は役割を果たせたか。日常的な協働のレベルをさらに上げ、非日常の際にも機能できる関係が必要ではないか。医療と介護・障害福祉の関係を上下関係ではなく、患者・利用者を中心とした平等の関係、民主的な関係を確立するための努力が必要だ。そのコーディネートを行政に求めたい。

(3)いのちを守る自治体のあり方

新型コロナの対策については国と自治体の共同の取り組みが必要だったが、必ずしも役割や権限が適切に行われていたかというとそうではない。緊急事態の発出、学校のいっせい休校、休業要請などさまざまな点で課題を残している。本書は、コロナ禍を経た今後の国と自治体の課題を明らかにすることは目的としていないが、住民のもっとも身近な自治体がいのちを守るための役割を果たすためには以下の点の評価と対策が必要ではないか。

京都社会保障推進協議会は、京都府内市町村に対し2020年か

ら各市町村に新型コロナの対策を求めてきたが、多くの自治体では「新型コロナ対策は国と京都府の責任」という回答に終始した。しかし一方で、少なくない自治体で、早い時期から保健所や医師会などと連携し、国や京都府からの情報提供が少ないために、独自の情報収集に努め、自治体の中で何が問題か、市民の要望はなにかを把握することに努めていた。また独居の高齢者や障害者の生活をどう支えるかという課題がどこでも問題になっていたが、この点でも2021年には、自治体の職員が独居の高齢者や障害者の自宅を訪問し、必要な食材や生活用品を聞き、配達できるようなシステムを構築した自治体もある。また、「独居の高齢者や障害者の把握は大変ではないか？」という京都社保協の問いに、「私たちはどこに独居の高齢者や障害者がいて、どんな生活をしているかすべて分かっているから、造作もないこと」と答えていただいた。

　住民にとって、もっとも身近な自治体がいのちと暮らしを支えくれている、そういう実感をもてる施策を実践することこそ自治体の役割だ。今回、「留め置き死」の問題は、自治体が、市民のなかで何が起こっているのか正確につかみ、その問題を客観的に、科学的に評価し、問題と課題と対応方向を市民に明らかにし、実践した後には施策の総括を行い、またそれも公表することが欠如していたのではないか。行政に求められる、公正、民主、公開、こういった原則を貫いていれば、「留め置き死」の問題は起きなかったのではないだろうか。あるいは、早い段階で「留め置き死」を起こさせない対策が打てたのではないか？

(4)コロナ禍を利用する政府

　2022年6月15日、新型コロナウイルス感染症対応に関する有識者会議は、「新型コロナ感染症対応について」との報告書（以下、

報告書）を発表した。有識者会議は政府対策本部副本部長（新型コロナ対策担当大臣）のもとに設置され、意見陳述を行う組織とされている。この報告書は、2019年12月末から2022年5月までの政府のこれまでの取り組みを検証したものだ。

　報告書は、「感染防止と社会経済活動の両立」をテーマにする一方で、死亡者数・感染者数が最大となった第6波は分析の対象とせず、アベノマスク配布・Go To事業・オリンピック・パラリンピックなどの施策についても評価をしていない。また、米軍基地からの感染拡大が京都や沖縄などで問題になったが、この件も触れられていない。そして、最大の問題は、「医療体制の逼迫」「受け入れ先の医療機関が見つからずに救急車で何時間も待機させられるケースや宿泊療養・自宅療養中に血中酸素濃度が低下し、亡くなるケースも発生」などの状況を掌握していながら、この事態の原因と課題についての記述がないことである（有識者会議別添資料）。

　こうした弱点を持つ報告書は、今後の医療体制について、日本は欧米に比べ人口あたりの病床数が多く、病床あたりの医師・看護職員が少なく、通常よりも人材が多く必要な新型コロナなどの医療を行うには、医療資源の再配置が必要だとした。外来・訪問診療の役割分担が不明瞭とし、オンライン診療やかかりつけ医機能が発揮できる制度、タスクシフト・シェアの必要性を強調する。そして、厚労省は、「新型コロナによって医療提供体制の再編の必要性がさらに明らかになった」（地域医療構想及び医師確保計画に関するワーキンググループなど）とし、全国の民間・公立・公的病院の再編・統廃合を加速している。

　しかし、実はこの報告書を議論した5回の有識者会議でも、「保健所の設置数を減らしてきた弊害が生じており、感染経路の追跡調査が不十分であるなど、様々な問題が生じた」（全国市長会）、「感

染拡大に対応できた施設は、平時からの手厚い看護職員配置を行っていた。そのための処遇改善が必須」（日本看護協会）、「病床数あたりの医師や看護師数は非常に少なく、短期間に急増する重症患者に対応しづらい人的資源配置になっている」「助言組織からの提案に対して、政府からその採否や判断の理由や実行状況などの説明が十分ではなく、人々から見ても意思決定の過程や根拠がわかりにくかった」「一部地域で公衆衛生の専門家が不足」（尾身茂・脇田隆字）などの指摘があったにもかかわらず、これらの指摘が十分に反映されたものなっていないのではないか。

　国に求められるのは、「いのちを守る」ために何が必要だったのかを明らかにすることだ。そして、京都府はじめ、市町村も新型コロナウイルス感染症対策の経過、評価、総括、改善点を未来に向けて文書化しておくことが必要だ。

2. いのちを大切にする国をめざすための5つの提案

　たとえ新型コロナウイルス感染症など、どのような事態にあっても、「留め置き死」「放置死」は起こしてはならない。そのために私たちは、①人権を守ることを基本にした医療・保健・介護・障害福祉、②ゆとりある医療提供体制、③地域の公衆衛生の強化、④生活の場である福祉施設における体制強化、⑤こうした制度をつなぐ役割を果たす自治体―の5点を提案したい。

(1)人権を守ることを基本にした医療・保健・介護・福祉

　本書でそれぞれの筆者は、「留め置き死」という、あってはならない事態とその原因に迫った。各氏はそれぞれの立場から、日本がいのちを大切にする国であるかと問うている。その答えは読

者に委ねたいが、いずれにしても、国も京都府も新型コロナウイルス感染症というパンデミックの中で、「いのちを守る」点で重大な不備があったのは否めない。それが集中的に現れたのが「留め置き死」ではないか。「助かるいのちが救えなかった」という事実は、家族や関係者に筆舌しがたい苦悩を与えている。国や京都府などの責任は、二度と「留め置き死」「放置死」が起こらないようにすることではないかと考える。そのために、国民・府民の人権を守ることを基本にした医療・保健・介護・障害福祉の制度を確立することを国と京都府に求める。

　まず前提として、2020年1月から2023年12月までの期間について、国も京都府も新型コロナウイルス感染症に関わるあらゆる情報開示（プライバシーに配慮することは当然として）、対策、教訓と課題を明らかにするべきである。すなわち「総括」を行い、その報告書案を国民・府民に提示し、国民的・府民的議論を経た報告書を作成すべきである。とくに、全「留め置き死」の全国的な実態調査（施設留め置きの実態と原因、事例の死因、入院に至らなかった経緯）が必要である。この点は、次のパンデミックにむけた準備となるとともに、未来の国民・府民にむけた歴史的な財産となる。

　そして、制度の確立のためには保健・医療・介護・障害福祉の連携が必要だ。今回の新型コロナウイルス感染症対応や「放置死」の事例の中で連携が強まったケースはあったが、多くは不十分に終始した。国や県レベルだけではなく、地域での医療・保健（京都市の場合には行政区11区に保健所を戻すことを前提に）・介護・障害福祉・行政などの連携が求められる。

　また、国も京都府も必要な情報を国民・府民に提供することが必要だ。新型コロナウイルス感染症の死亡者数・陽性者数・地域別数などはもちろんのことだが、プライバシーに配慮した上で「留

め置き死」「放置死」全ケースについて検証ができるような情報提供が必要だ。一つひとつの事例の経過と問題点などの正確な情報提供が次の放置死を生まない保障になっていくからだ。

　本書で論究している高齢者等への差別については、それを作り上げてきた日本の政治と社会の問題点を明らかにし、その解消を目指すことが必要だ。

(2)ゆとりある医療提供体制

　超高齢化社会を迎えている日本のなかで必要とされる医療。その担い手が欧米に比して圧倒的に少なすぎる。OECD HEALTH DATAによれば、日本の医師は欧米と比較して3分の1〜4分の1の配置であり、看護師は2分の1〜5分の1という状況である。日本の夜間、看護師1人で患者15人から20人を担当するが、アメリカカリフォルニア州では内科外科で看護師一人に患者5人という配置が法律で定められている。ただでさえ厳しい人員配置である中で新型コロナ対応を余儀なくされた医療現場では月の残業が過労死ラインと言われる80時間はおろか、100時間、200時間を超える状況が日常化していた職場も多い。2022年、2023年4月の看護師採用が非常に厳しかったとどこの病院でも苦境を訴えていたが、パンデミックの中でも対応できる人員体制を確保しておくことが必要だ。新型コロナウイルス感染症対策専門家会議などで中心的な役割を果たしてきた尾身茂氏は、著書『1100日間の葛藤』の中で、我が国の医療提供体制の問題点の一つとして日本の病床数あたりの医師・看護師の少ない人員を指摘している。少なくともOECD並みの人員体制と賃金の引き上げ、労働条件改善が求められる。

　また、感染症専門医の養成やベッドを満床にしなくても「経営が成り立つ」財政的な支援なども必要だ。超高齢化社会にも、今

後のパンデミックにも対応できる医療体制を常日頃から配置していくことである。そのことが医療ひっ迫、医療崩壊を押しとどめ、介護や障害の現場にしわ寄せをさせない保障になると考える。

（3）地域の公衆衛生の強化

今回の新型コロナウイルス感染症対策の中心的役割を果たしてきたのが保健所だ。保健所のすさまじい業務のひっ迫の状況は本書でも井上淳美氏が明らかにしているが、市民の身近な地域の病気の予防、健康増進を図るためのセンターである保健所の充実、保健師の増員が必要である。

また、京都市のようにかつてすべての区にあった保健所を1カ所に統合するようなやりかたは直ちに中止すべきである。そして、保健師の業務も縦割りではなく、公衆衛生の本旨である地域での業務を主軸に据えるべきだと考える。今後、医療機関、介護施設、障害者福祉施設など、さまざまな施設での疾病予防対策、身体的・精神的健康を守るための知識と技術を共同して進めていくことが求められる。保健所には、様々な関連施設・機関と協力して、地域の予防、健康を守るセンターとしての責務を果たすことを期待する。

なお、国は、2013年4月13日に「地域における保健師の保健活動について」で、「地区担当制」の推進を指針で明確に明らかにしている。

（4）介護・障害福祉施設における体制強化

「留め置き死」が起こった介護・障害者福祉施設の当事者とご家族、職員のみなさんの苦悩はなぜ起こったのか。それを明らかにすることが本書の目的のひとつだ。「留め置き死」「放置死」についての学習会や検討会を繰り返す中で、ポイントとなったのは、

生活の場である介護施設や障害者福祉施設に「医療行為」を求めることによる矛盾だ。治療のための設備・人員がない生活の場で療養をするのは限界がある。医療、介護、障害福祉、それぞれの役割を互いにリスペクトしながら共同することが必要だ。

　増員と労働条件改善はまったなしの状況である。新型コロナウイルス感染症の経験からも、介護職員、障害福祉職員の増員と労働条件改善、大幅な賃金引き上げが緊急に求められる。

(5)制度をつなぐ役割を果たす自治体

　新型コロナウイルス感染症への対応は都道府県、市町村でかなりの差違があった。国と自治体との間での不協和音もたびたび起こった。国と自治体との協議は頻繁に行われたと聞くが、それぞれの情報共有と公開が不十分だったことが国と自治体の齟齬を生んだ。

　今後、プライバシーに配慮しつつも、原則的にはすべての情報を開示することが必要だ。そして、各自治体が住民のいのちと生活・雇用を守るために必要な施策を具体的に実施することだ。その施策には、公衆衛生、医療、介護、障害福祉はじめ、保育、教育などあらゆる分野が総合的・複合的に連携がとれるようにしていかなくてはならない。また、独居高齢者やシングルマザー、非正規労働者、外国人など社会的弱者を支援する視点も必要だ。市民にとってもっとも身近な市町村がそれぞれの地域の特徴にあった対策を行えるようにすること、人的財政的な不足を補なうことが国と京都府の役割だ。

「留め置き死」「放置死」などという最悪の人権侵害を起こすことのない、住民にとって頼りがいのある自治体となることを強く求めたい。

3. おわりに

2021年末に「留め置き死」という想像だにしなかった事態が起こっていたことを知らされ、二度と人権を踏みにじるような事態を起こしてはならないという思いを共有しながら、集会、学習会、調査などに取り組んできた。

その後、「留め置き死」「放置死」の問題を絶対に風化させず、原因と対策を明らかにし、みんなに問いたいという中村暁氏の強い熱意のもとで本書の発刊に至った。

2024年3月現在、新型コロナウイルス感染症陽性者数はまだ0にはなっていない。政府は、ウィズコロナなどといい、新型コロナウイルス感染症によるパンデミックは過去のことだとでも言うかのように、コロナで停滞していた経済を活性化させるために経済優先の施策を遮二無二突き進んでいる。

しかし、新型コロナウイルス感染症はまだ進行形であり、さらに新しい感染症の発生も十分に予測される。そして、新型コロナウイルス感染症の全面的な経過と教訓、課題は未整理のままだ。なかでも「留め置き死」という、あってはならない事態が二度と起きないようにしなければならない。そのためにもすべての事例の全面的な解明が求められる。もちろん、私たちも努力をかさねる。しかし、「留め置き死」「放置死」を起こさせない第一義的な責任は、国と都道府県にあることをあらためて述べておきたい。「留め置き死」「放置死」を起こさせないために、すべての人のいのちと暮らし・雇用を守るために共同を広げ、努力を続けていきたい。本書はそのための闘争宣言でもある。

本書発行のための会議で議論される内容は、毎回学び多きものだった。本書の刊行により、学びを多くの方と今後も共有できる

ようにしていきたい。そのことが「留め置き死」の当事者、家族、関わったすべての方の思いを受け止め、不幸な事態を起こさない保障になると思う。

あとがきにかえて

　本書の校正が最終段階に入った2024年6月11日現在に至って
もなお、「留め置き死」をめぐる新たな事実が相次いで判明して
いる。私たちとは違う角度からの事態の捉え方を、それらの事実
から示唆されることもある。執筆陣が各々の原稿を書き終えた後
も、調査や国・自治体に対する要請活動は現在進行形であり、本
書はいわば「途中経過」の出版である。

　序章で触れたように、コロナ禍の「総括」は極めて重要な仕事
であるにもかかわらず、国や自治体のそれは総じて不十分なまま
である。本書が取り上げた高齢・障害の入所施設や精神科病床に
入院中の人たちがCOVID-19に感染し、重症化しても入院させて
もらえず生命を落としたこと自体を、医療アクセス不全や人権侵
害として捉え、事実を究明し、今後の再発防止に向けた真摯な検
討を行ったものは見当たらない。だからこそ私たちはたとえ「途
中経過」であっても本書を世に問う必要があった。

　執筆後の調査・聞きとりでは、パンデミック初期に高齢者が集
住する住宅でクラスターが発生し、保健所や医療者が対応に苦慮
する中で単身レッドゾーンに踏み込み、つながりを駆使して医師
の訪問を組織した看護師に出会った。また「修羅場」と呼ぶしか
ない障害の現場で入院出来ずにいた知的障害の人たちの生命を救
うため、懸命に治療に取り組んだ医師の話も聞いた。ひとり一人
に光をあてれば、使命感を持ち、プロフェッショナルとして正面
からコロナにぶつかり、命がけでたたかった医療者はたくさんい

た。入院出来ない患者さんの命を守ろうとした医師たちが確かに
いた。そのことは、見落としてはならない事実として書き留めて
おきたい。

　一方、私たちは４月に厚生労働省を訪れ、初めて官僚の方々と
「コロナ留め置き死」について意見交換した。その際、私たちと
厚労省の間で、コロナ感染した高齢者は原則入院であったこと、
自宅療養等が認められるのは主治医の判断があった場合に限られ
ること、DNARが入院の基準に機械的に用いられることは望まし
くないことを確認した。これらは、コロナ禍の「総括」にあたっ
て踏まえるべき原則となるであろう。

　本書は2020年からのコロナ禍で何が起こったのか、なぜ起こっ
たのか、二度と起こさないために何をなすべきなのかを、可能な
限り実証的に捉え、検証と研究、提言を試みるものである。先に
述べた事情で情報が極めて限られる中での執筆であったことは率
直に認めねばならない。その意味では読者のみなさんの批判や意
見、情報も頂戴できればうれしく思う。

　私たちは引き続き、調査・検証を続ける。
　各地においても、本書をきっかけに検証作業が広がることを期
待したい。
　コロナ禍で起こった人権問題を決して風化させてはならない。

2024年６月14日
　　　　　　　　「コロナ『留め置き死』」刊行委員会

[執筆者紹介]

井上淳美 （いのうえ・あつみ）
保健師。京都市職員労働組合西京支部書記局次長。1984年4月京都市
に就職。西京保健所を皮切りに、数カ所の保健所、保健センター、保健福
祉センターに勤務。2021年3月末退職。現在は再任用として西京保健福
祉センター障害保健福祉課で勤務。

井上ひろみ （いのうえ・ひろみ）
社会福祉法人七野会理事長。立命館大学文学部卒。介護職、ホームヘ
ルパー、ケアマネジャーを経て、2016年より現職。2021年より21世紀・老
人福祉の向上をめざす施設連絡会幹事・事務局長。

上口祐也 （うえぐち・ゆうや）
京都新聞記者。京都府出身。関西大学社会学部卒。京都アニメーション
放火殺人事件の取材班で2019年と2023年に坂田記念ジャーナリズム賞
を受賞。医師2人が起こしたALS嘱託殺人事件も取材。新型コロナ禍に
京都府政、京都市政を担当した。

尾崎　望 （おざき・のぞむ）
小児科医。神戸市出身。京都大学医学部卒。京都民医連の病院、診療
所で小児地域医療と神経疾患の診療に従事。2021年から社会福祉法人
保健福祉の会理事長。1995年から2017年までベトナムの障害者リハビリテー
ションの支援活動を継続。

塩見　正 （しおみ・ただし）
京都医労連書記次長。日本医労連社会保障・地域医療対策委員会委員。
著作に「424病院リストの根拠『診療実績データの分析』のねらいと問題点」
（横山壽一・長友薫輝編著『地域の病院は命の砦』自治体研究社、2020
年）、「新型コロナ対策有識者会議報告書と『次の感染症対策に備えるた
めの具体策』の問題点」（『国民医療』No.359）他。

中村　暁（なかむら・さとし）
京都府保険医協会事務局次長。福祉国家構想研究会事務局長、京都
社会保障推進協議会政策委員も務める。共著に『安倍医療改革と皆保
険体制の崩壊』(大月書店、2015年)、『開業医医療の崩壊の危機と展望』
(かもがわ出版、2019年) 他。

藤田隼平（ふじた・しゅうへい）
介護老人保健施設ライブリィきぬかけ事務長。2003年社会福祉法人七野
会入職。原谷こぶしの里短期入所生活介護に介護職として配属。2015年
より現職。

松本隆浩（まつもと・たかひろ）
京都社会保障推進協議会事務局長、佛教大学非常勤講師。立命館大
学法学部卒。京都医療介護労働組合連合会書記長・執行委員長、日
本医療労働組合連合会副委員長など歴任。

横山壽一（よこやま・としかず）
佛教大学客員教授、金沢大学名誉教授、公益財団法人・日本医療総合
研究所理事、著書に『社会保障の市場化・営利化』(新日本出版社、
2003年)、『社会保障体制の再構築』(新日本出版社、2009年)、『コロ
ナ禍で見えた保健・医療・介護の今後』(共著、新日本出版社、2022年)
など。

吉中丈志（よしなか・たけし）
医師、全国保険医団体連合会理事、京都府保険医協会理事、公益社団
京都保健会理事長　京都民医連中央病院名誉院長、京都大学医学部
臨床教授、NPO化学兵器被害者支援日中未来平和基金　副理事長。
京都大学医学部卒。総合内科専門医、日本循環器学会専門医、社会学
系専門医・指導医。著書に『七三一部隊と大学』(編著・京都大学学術
出版会、2022年) 他。

コロナ「留め置き死」
――医療を受けられなかった人たち

2024 年　7 月 10 日　初版第 1 刷発行

編著者―――横山壽一・井上ひろみ・
　　　　　中村 暁・松本隆浩

発行者―――木内洋育

発行所―――株式会社旬報社
　　　　　〒162-0041
　　　　　東京都新宿区早稲田鶴巻町 544
　　　　　電話 03-5579-8973
　　　　　FAX 03-5579-8975
ホームページ　https://www.junposha.com/

装丁・DTP　　aTELIa
印刷・製本　　中央精版印刷株式会社